JOVEN

a cualquier

EDAD

DR. VICENTE MERA

JOVEN
a cualquier
EDAD

*El método definitivo
para una vida larga, saludable y feliz*

HarperCollins

Editado por HarperCollins Ibérica, S. A.
Avenida de Burgos, 8B - Planta 18
28036 Madrid

Imagen de cubierta: Shutterstock
Diseño de cubierta: CalderónStudio®
Maquetación: MT Color & Diseño, S.L.
Foto del autor: María José Limones Mena-Bernal

ISBN: 978-84-9139-779-3
Depósito legal: M-29031-2022

A las cuatro mujeres de mi vida.
A mi madre, que siempre supo y pudo permanecer sana y
joven hasta su muerte fugaz a los noventa años.
A mi esposa, que cada día entrañablemente me soporta
en el doble sentido de la palabra.
Y a mis dos hijas, que lo que soportan,
con comprensión, son mis ausencias.

«Es recomendable tener bien presente que es perfectamente posible envejecer sin haber enfermado y enfermar sin haber envejecido».

ÍNDICE

PONER FRENO AL ENVEJECIMIENTO

INTRODUCCIÓN

Si algo me fascinaba de adolescente era escuchar las deliciosas anécdotas que me contaba mi abuela mientras me enseñaba a jugar al ajedrez. Alternaba sus enseñanzas acerca de cómo oponerse al gambito de dama o al jaque pastor con historias entrañables sobre su marido, que, desdichadamente, la había dejado viuda por segunda vez. Sus relatos ensalzando la gratificante realización personal que día a día le había proporcionado a mi abuelo su profesión de médico competían en dramatismo con la emoción que ella misma sentía al evocarlos, sin poder ocultar el orgullo propio de cualquier abnegada esposa de comienzos del siglo XX.

Sus historias eran siempre ambivalentes, alternando episodios en los que personajes reales de carne y hueso sufrían primero los efectos devastadores de una enfermedad, para después disfrutar de una gozosa recuperación. A veces era al contrario, comenzaban emanando la alegría inmensa que suponía para mi abuelo ayudar a alumbrar una vida nueva, con la profunda desolación de tener que consolar a un huérfano.

Sin duda, la conmovedora humanidad que emanaba de lo que me narraba mi abuela, entremezclada con la admiración que me producía la lectura de los asombrosos experimentos con las glándulas suprarrenales que había realizado mi padre durante el desarrollo de su tesis doctoral dirigida por el profesor Marañón, fue lo que a la postre me impulsó a ingresar en la Facultad de Medicina, en la Sevilla de finales de los años setenta.

Sin embargo, tiempo después, justo al terminar la carrera, tuve la desgracia de diagnosticar a mi padre de una terrible enfermedad, mayormente prevenible, que había estado oculta durante años y la que, de forma fulminante, me privó de uno de mis grandes apoyos en la vida. Esta gran frustración me motivó a especializarme en medicina interna, la única disciplina hospitalaria que proporciona una visión global del paciente desde dentro.

Media docena de años aprendiendo el oficio en la clínica Puerta de Hierro de manos del brillante profesor Letona, discípulo de Jiménez Díaz, me proporcionaron la formación académica y humana que estaba buscando. Al final de este periodo tenía la cabeza tan llena de conocimientos como vacías las alforjas de experiencia. Necesitaba emprender mi propia aventura en solitario y encontré en la Costa Blanca alicantina el sitio adecuado donde ayudar a los pacientes a recuperar la salud perdida.

El paradigma osleriano, que obliga al médico a ir del síntoma a la enfermedad y de la enfermedad a la curación, fue siempre mi obsesión, hasta que paulatinamente empecé a darme cuenta de que diagnosticar era más fácil que curar, pero más difícil que prevenir. Durante los últimos lustros me he ido desprendiendo de lo menos efectivo en medicina para centrar la práctica clínica en dar prioridad al bienestar sobre la enfermedad y a promover la longevidad saludable antes que a luchar contra la enfermedad ya establecida.

Este cambio de actitud me ha permitido constatar la agradable sorpresa de que cuando somos capaces de añadir vida a los años, entonces también todos queremos —y podemos— añadir más años a la vida. Prolongar la vida sin calidad es un martirio insoportable, pero cercenarla sin necesidad es un decepcionante despilfarro.

La batalla contra la muerte es impredecible, así que podemos perder en cualquier momento y lugar; por el contrario, aunque también acabamos perdiendo siempre, la batalla por el bienestar y contra el envejecimiento acelerado tiene un curso más predecible y depende mucho más de la estrategia con la que estemos dispuestos a plantarle cara.

El envejecimiento, en mayor o menor medida, nos afecta a todos en la especie humana desde los veinticinco años hasta la muerte. Además, por múltiples factores, la duración de la vida se está prolongando progresivamente, así que resulta prioritario prestar la suficiente atención a este fenómeno que nos condiciona durante tres cuartas partes de nuestra existencia.

Es llamativo el creciente interés que se viene observando por profundizar en los procesos genéticos, bioquímicos y terapéuticos que promueven o se oponen al envejecimiento. Las redes sociales y las instituciones no son ajenas a esta dinámica. De hecho, la Organización Mundial de la Salud ha declarado la década del 2021-2030 como la del envejecimiento saludable.

Este libro quiere dar una visión práctica del estado de la cuestión, fruto de la experiencia, desarrollada inicialmente en mi consulta de medicina interna del hospital, y en la última década, profundamente inmersa en el contexto del modelo de bienestar de SHA Wellness Clinic, orientado a fomentar en sus visitantes, ya sean jóvenes o mayores, una estrategia integral e integrativa, sistemática, anticipativa e individualizada para afrontar con eficiencia, pero sin obsesionarse, el empeño por disfrutar de la vida cada día y vivir muchos años con salud, manteniéndose joven a cualquier edad.

La vida y el bienestar son compañeros de viaje que deberían discurrir de la mano por el mismo camino. La evidencia biológica y epidemiológica sitúa en torno a los ciento veinte años el límite potencial de la vida humana. Pero, a mediados del siglo XIX, la esperanza de vida al nacer en España era de tan solo cuarenta años para los varones y de cuarenta y cinco para las mujeres. Es decir, por diferentes motivos, la duración de la vida se ha duplicado en los últimos ciento cincuenta años. No obstante, nos queda todavía una tercera parte del objetivo teórico por alcanzar. Es todo un reto que, entre todos, como sociedad, tenemos que afrontar.

En este punto conviene recordar dos errores conceptuales sobre la salud y el envejecimiento que deberíamos superar. Por una parte, está el hecho de pensar que el bienestar —entendido no solo como ausencia de enfermedad, sino como el disfrute armónico de las capacidades físicas, mentales y sociales— no puede mantenerse plenamente también en las personas mayores; y por otra parte, reconocer que, aunque es innegable que el riesgo de que la calidad de vida se deteriore aumenta conforme avanza la edad, esto exime a los más jóvenes de sufrir una pérdida significativa del bienestar y un envejecimiento acelerado a edades más tempranas.

Circunstancias como los trastornos de la alimentación y la vigorexia; la ansiedad y la depresión originadas por las frustraciones propias de la juventud; la falta de perspectivas laborales y las relaciones sociales; las exigencias de la publicidad y los modelos de las redes sociales; la promiscuidad sexual y los excesos con el alcohol y las drogas; el sedentarismo y la facilidad de obtener comida rápida a domicilio: estos son algunos de los retos que tienen que superar los más jóvenes.

A lo largo de mi carrera profesional me he encontrado en la consulta, incluso el mismo día, con la paradoja de atender a un paciente joven solicitando ayuda para recuperar una salud muy deteriorada por estilos de vida poco saludables, mientras que otro, de edad avanzada, me pregunta por las pautas para poder seguir disfrutando de una excelente salud.

La actitud general no debería ser la de oponerse al envejecimiento, sino la de adaptarse con resiliencia a los cambios que se van sucediendo con el transcurso de los años en el cuerpo y en el espíritu.

No hay protocolos clínicos válidos para todas las edades debido a que el curso de la vida no siempre sigue una línea recta y que el capital de bienestar con el que la mayoría de los seres humanos nacemos muchas veces se consume a una velocidad diferente en cada época. El objetivo, por tanto, es que las dos curvas de la vida —calidad y cantidad— se mantengan paralelas hasta el final de nuestros días. Lo ideal es que podamos disfrutar sin demasiadas restricciones de todas las maravillas que la vida nos ofrece a lo largo de los años, para sentirnos jóvenes a cualquier edad. Por su parte, la muerte tendría que ser un accidente no traumático, un dormirse y no despertar, un episodio que no nos ocasione ningún sufrimiento ni a nosotros mismos ni a nuestros seres queridos, más allá del duelo que genera la pérdida de una vida y la transformación existencial del espíritu.

Una existencia a la vez saludable y longeva es posible, pero, como cualquier actividad humana, la improvisación nos deja en manos de la suerte, mientras que la planificación, aunque no lo asegura, ciertamente hace más probable el éxito.

En mi consulta compruebo a menudo que individuos eficientes y de éxito en distintas áreas de la sociedad no aplican los mismos principios que rigen su vida profesional para enriquecer su vida personal y su capital de salud.

Los triunfadores suelen prosperar gracias a una visión privilegiada de la oportunidad —que aparece oculta para los demás mortales— combinada con la suerte de poder entrar en contacto con la ocasión misma. Después, la suma de talento y trabajo hace el resto.

La salud y el bienestar son vistos muchas veces con el prisma de la suerte, como la meteorología con respecto a un viaje. Es decir, algo impredecible e incontrolable que, aunque puede arruinar las vacaciones, no hay nada eficiente que se pueda hacer por modificarlo. Así que normalmente nos arriesgamos —con mayores o menores garantías— a que, por ejemplo, llueva si tenemos pensado ir a la playa. Es obvio que conforme se van modificando los modelos de predicción y avanza el conocimiento sobre el tiempo climático, la actitud de intuitiva resignación ya no tiene sentido. Con la salud está pasando algo análogo y cada vez se deja menos al azar la suposición de que tenemos una salud robusta a prueba de enfermedades. Los nuevos biomarcadores y los estudios genómicos están cambiando el panorama de forma radical.

Otras veces, percibo en algunos de mis pacientes de más éxito social cierto sentimiento de invulnerabilidad con la salud, parecido al que tiene el inversor inexperto —o el jugador— que ha obtenido una buena rentabilidad con un determinado producto financiero —o apuesta—, cayendo en la trampa de creer de manera ingenua que las rentabilidades pasadas determinan o garantizan siempre las mismas rentabilidades futuras.

En ocasiones el error es filosófico y viene dado por pensar que, más que un logro, el acumular años es un verdadero contratiempo. Deberíamos comprender que envejecer en sí mismo no es un problema, sino un éxito que hay que saber administrar con la misma dignidad, dedicación y determinación que hacemos con otras actividades que nos ocupan y preocupan a diario.

En definitiva, se trata de convertir la salud en el activo más valioso de nuestra vida; luego no es suficiente con equiparar gastos y pérdidas, debemos ser capaces de ahorrar como para poder llevar una vida sosegada y sin sobresaltos de salud.

Más importante que comprobar lo bien o mal que está nuestra salud en el momento presente, deberíamos ser capaces de planificar cómo nos gustaría que estuviese en el futuro más inmediato o lejano. Si entendemos que nuestra esperanza de vida es mucho más larga de lo que suponemos y que nuestro capital de salud es más exiguo de lo que habitualmente calculamos, entonces, tal vez seremos más conscientes de administrar nuestros recursos de salud sin tanto derroche y con una pizca de mentalidad ahorrativa. No es preciso renunciar a la felicidad ni a la satisfacción, se trata, simplemente, de hacer del bienestar un estado sostenible en el tiempo.

NOTA DEL AUTOR: En las historias clínicas se ha tenido especial cuidado por salvaguardar el anonimato, omitiendo detalles que pudieran desvelar la identidad de los pacientes.

1
¿QUÉ ES EL ENVEJECIMIENTO?

E l ciclo de la vida consiste en nacer, crecer, reproducirse y morir. El segmento que comienza con el final de la fase de crecimiento hasta la senescencia y eventualmente la muerte es lo que se conoce como envejecimiento. En consecuencia, es el proceso que mantiene y pone fin a la vida. Empecemos, pues, por recordar cómo se originó la vida para comprender mejor toda la sucesión de fenómenos posteriores.

La primera evidencia de vida sobre el planeta está reflejada en ciertas marcas de reacciones biológicas sobre los cinturones de rocas verdes de Canadá (Nuvvuagittuq) y Groenlandia (Isua) que aparecieron hace tres mil ochocientos millones de años. Dado que la Tierra tiene una edad de cuatro mil quinientos millones de años, entonces la vida debió aparecer durante los primeros setecientos millones de años. Además, en los comienzos, se sucedió un incesante bombardeo de meteoritos durante cien millones de años a los que siguió todavía otro periodo de tiempo equivalente para que la situación sobre la superficie terrestre se estabilizara y la materia biológica pudiera aparecer sobre nuestro planeta.

Por consiguiente, aunque se tardó relativamente poco —quinientos millones de años— en pasar del estado inerte al orgánico, la vida en su conjunto, cuyo destino seguramente es volver de nuevo al estado inicial, está permaneciendo todavía muy activa y evolucionando durante un tiempo ahora seis veces más prolongado —tres mil millones de años—. En teoría parece más fácil que se desordene un sistema en movimiento a que se mantenga armónicamente ordenado. Se diría que la vida ha encontrado en el envejecimiento una fórmula sostenible y duradera para perpetuarse en equilibrio entre el medio interno y externo, en contraposición al principio universal que tiende a desequilibrar al azar todas las moléculas. Es decir, todo apunta a que el envejecimiento en sí mismo es la variable que interviene en el mantenimiento de la estabilidad en la ecuación de la duración de la vida. Por ello, estaríamos hablando de que el envejecimiento es una fórmula de éxito según la cual la vida se mantendría perdurable en el tiempo en contra de la tendencia natural que es morir y renacer.

La conclusión fundamental que se extrae de este concepto es la posibilidad real de alargar la duración de la vida utilizando como recurso no la lucha contra la muerte, sino un cuidadoso mantenimiento de los mecanismos adaptativos que se suceden durante el envejecimiento mismo.

Se comprueba que la duración de la vida depende en esencia del envejecimiento cuando se observa que los organismos con vidas más largas son los que tienen periodos de envejecimiento más prolongados. Una prueba más de que el envejecer debe considerarse como un éxito y no como un fracaso.

La longitud del ciclo de la vida varía notablemente en los reinos animal y vegetal. En efecto, algunas formas de insectos —como las efímeras— viven solo unas horas; mientras que algunas variedades de pinos pueden llegar a vivir hasta cinco mil años.

En la especie humana, desde los trabajos de Hayflick en el año 1965, se estima que el número máximo de divisiones que experimentan las células hasta llegar a la senescencia es de entre cincuenta y setenta. A partir de este punto, los errores acumulados en el proceso de división debido al acortamiento telomérico terminan ocasionando la muerte celular. Este número crítico de divisiones se equipararía en la clínica a una edad de unos ochenta años, con la posibilidad máxima de ciento veinticinco años.

La epidemiología ha confirmado los hallazgos de laboratorio, ya que nunca ha podido documentarse que algún individuo haya vivido más tiempo que la japonesa Kane Tanaka, muerta en 2022, tras ciento diecinueve años, aunque los españoles más longevos de la historia, Ana Vela y Joan Moll, se le aproximan bastante, con ciento dieciséis y ciento catorce años, respectivamente.

Un admirable ejemplo español de longevidad saludable lo constituye la familia Hernández Pérez, doce hermanos vivos, naturales de Gran Canaria, que acaban de recibir, todos deambulando y sin ayuda, el récord Guinness a la edad más alta combinada en un grupo de hermanos, sumando en total mil cincuenta y siete, con edades que van desde los setenta y seis años hasta los noventa y ocho.

No obstante, la longevidad no se correlaciona con la esperanza media de vida al nacer, ya que esta, por ejemplo —a finales de la segunda década del siglo—, es bastante más alta en Japón —84,3 años— o en los países mediterráneos de Europa como España —83,5 años— que en Estados Unidos

—78,8 años—, donde han vivido y muerto las tres cuartas partes del centenar de personas más ancianas de la historia del planeta. A pesar de todo, hay grandes diferencias en el mundo; de hecho, los habitantes de algunos países de África austral, como Lesoto, viven por término medio la friolera de treinta años menos que en España.

¿QUÉ EDAD TENEMOS?

La dimensión que mide el envejecimiento la llamamos edad. Pero tenemos varias edades no necesariamente coincidentes.

LA EDAD CRONOLÓGICA

Es el tiempo que ha transcurrido desde el nacimiento hasta el momento presente —o la muerte—. Es, por definición, una variable continua que no se puede retrotraer.

Curiosamente, aunque desde la perspectiva que venimos comentando de que el envejecimiento es un éxito, e incluso sabiendo que la alternativa a no poder aumentar la edad cronológica es muy decepcionante, la mayoría de las personas maduras querría poder decir que tiene menos años cuando es preguntada al respecto. Esta paradoja se debe a menudo a que confundimos la cronológica con las otras edades.

No siempre ocurre esto. En mi consulta he tenido pacientes tan orgullosos de su edad cronológica como los coleccionistas de coches antiguos cuando mencionan el año del modelo del que son propietarios. Pero confieso que son los menos.

Es la edad que aparentamos por los rasgos y las funciones del cuerpo. La edad que refleja el rostro, o cualquier otra parte del cuerpo, es muy importante para la autoestima, pero debe recordarse que se trata de un valor especulativo, reflejo de nuestra condición física y mental.

Un aspecto de la fisonomía más envejecido de lo esperable podría influir negativamente en la propia sensación de bienestar, a la vez que podría ser reflejo de dolencias orgánicas y psíquicas ocultas.

Puede ser conveniente, necesario y no resulta intrínsecamente malo intentar mejorar el aspecto físico, por ejemplo, con la ayuda de distintos procedimientos que van desde el maquillaje a la cirugía, pasando por las intervenciones estéticas menos invasivas.

Lo que sí resulta poco armónico es no acompañar los cambios del aspecto con los del estado físico, transformando la edad prosopográfica en algo artificioso.

Así que el empeño por desacelerar el envejecimiento, para no ser patológico, debe ser integral. No son suficientes ni las solas intenciones ni la sola cosmética, si no queremos adentrarnos en el terreno de la midorexia. La manera de vestir y comportarse obviamente es importante también para conseguir esa armonía.

Un paciente de cuarenta y nueve años se encontraba envejecido y quería mejorar su energía vital y aspecto físico. Me llamó especialmente la atención su gorra beisbolera con la visera tapando la nuca que no encajaba para nada con las arrugas y ojeras de su rostro, que junto con sus vaqueros estilo *baggy* dejaban bien patente una midorexia subyacente.

Cuando hablamos de objetivos, comentamos que buscaríamos un estado físico y mental óptimos para su rango de edad, evitando o retrasando al menos las dolencias que pudieran presentarse en el futuro inmediato, como alopecia, presbicia, sarcopenia, prostatismo, disfunción eréctil, periodontitis o deterioro cognitivo, pero asumiendo un grado de autoaceptación y comportamiento social acorde en principio con no mucho menos del 75 % de su rango de edad. Fue necesaria la colaboración del psicólogo durante varios meses para conseguir el rejuvenecimiento armónico deseado.

En mi experiencia clínica, cuando la edad cronológica no supera en más de una cuarta parte la edad que aparenta el paciente —física, psíquica y socialmente—, se consiguen los resultados clínicos más satisfactorios.

El objetivo primero debería centrarse en mejorar el aspecto físico desde dentro, potenciando de una manera sostenible todas las capacidades que se van deteriorando con el paso de los años.

LA EDAD SUBJETIVA

Es la edad que sentimos que tenemos de acuerdo a nuestra calidad de vida. Podemos percibirnos a nosotros mismos como más jóvenes o mayores de lo que somos, comparativamente con los años que tenemos. Hay muchos factores, además de la cronología, que participan en esta sensación, tales como la fortaleza, la energía, el estado de ánimo, el entramado familiar y social y el aspecto físico.

Siempre pregunto a mis pacientes por su edad subjetiva, y en muy pocas ocasiones he encontrado que no coincidiera con lo que los biomarcadores reflejan después. Este punto es muy importante, porque una persona que se siente más joven habitualmente se comprueba que lo es y viceversa. En definitiva, se reitera el principio de que el motivo o las consecuencias del envejecimiento acelerado pueden y deben trabajarse desde el interior al exterior.

He tenido pacientes de sesenta años con hijos pequeños de segundas relaciones que les exigen —y lo han conseguido— edades biológicas mucho más jóvenes. En el extremo contrario he visto mujeres que se quedaron embarazadas muy jóvenes con hijas que parecen su hermana. Esta circunstancia, a veces, también promueve cambios positivos sobre el envejecimiento.

LA EDAD BIOLÓGICA

Hace referencia a ciertos biomarcadores de envejecimiento que pueden ser clínicos o analíticos, y que aportan una visión comparativa más completa con la población general. Los biomarcadores de edad biológica son muy diversos, y cada uno de ellos por separado mide el riesgo de sufrir un envejecimiento acelerado, una enfermedad asociada y eventualmente la muerte. Es labor del especialista interpretar estos biomarcadores, su variabilidad, sensibilidad y especificidad, en el contexto clínico adecuado.

En definitiva, la situación ideal es aquella en la que la edad biológica es la menor y la edad cronológica es la mayor. La edad subjetiva, por su parte, se correlaciona mejor con la edad biológica. Es muy difícil no encontrar problemas físicos o psíquicos de fondo que justifiquen en mayor o menor medida la sensación de saberse exageradamente envejecido.

Traté a un matrimonio con la máxima diferencia entre edades que he visto nunca: él, de cuarenta y nueve años, tenía una edad biológica —por la longitud de los telómeros— de treinta y siete; mientras que la mujer, dos años más joven, tenía una edad biológica de cincuenta y cuatro. El estilo de vida era muy diferente en los dos miembros de la misma pareja. Era el marido quien le había recomendado a su mujer venir a verme al detectar que el aspecto físico de ella se estaba deteriorando últimamente a pasos agigantados.

En las edades medias de la vida, sin embargo, la distinta velocidad de declive hormonal —más precoz y acelerado en la mujer— ocasiona una suerte de dimorfismo sexual referido al envejecimiento, según el cual, bajo estilos de vida parecidos, los varones —en general— se muestran en apariencia menos envejecidos que las mujeres de la misma edad. Por tanto, para sentirse joven a cualquier edad, más importante que perfeccionar la edad prosopográfica, es mejorar la edad biológica.

LOS BIOMARCADORES

Los biomarcadores son parámetros de distinto tipo —clínico, bioquímico o genético— que son capaces de evaluar la edad biológica en alguna medida. Una fotografía estática y ampliada de un aspecto puntual aporta poca información. Lo interesante en realidad es conocer la película dinámica y panorámica de la evolución del envejecimiento en el tiempo para poder apreciar claramente una tendencia y promover cambios.

Dentro de los parámetros clínicos están los que se identifican en el interrogatorio, en la exploración clínica, en las pruebas analíticas y en las técnicas de imagen.

Algunos estilos de vida que se recogen en el interrogatorio se consideran —por distintos motivos— de riesgo para el envejecimiento acelerado, como la nutrición inadecuada, los trabajos con turnos nocturnos, los viajes frecuentes en avión, cargos empresariales de mucha responsabilidad o dedicación y, por supuesto, el contacto frecuente con polucionantes, tóxicos industriales, radiación, tabaco, alcohol y drogas.

Pocas enfermedades y, especialmente, sus respectivos tratamientos farmacológicos no son perjudiciales para el envejecimiento. De tal forma que es necesaria una estrategia específica que a veces los distintos especialistas ignoran o desprecian. En ocasiones los médicos hacemos muchos esfuerzos por salvar o aliviar la vida de nuestros pacientes, pero pocos por no deteriorar las expectativas futuras sobre el envejecimiento. Debemos identificar, sustituir y, eventualmente, suspender medicación crónica con importante impacto sobre el envejecimiento, como los reductores del colesterol, los inhibidores de la secreción ácida gástrica o los antiinflamatorios.

En el extremo opuesto, los hábitos saludables como el ejercicio físico constante y moderado, el cultivo de la espiritualidad y el equilibrio emocional, así como el de la vida familiar y social, funcionan como factores protectores del envejecimiento y la longevidad.

En la exploración, los biomarcadores más importantes de envejecimiento son los referidos a la masa, composición y proporciones corporales; la fuerza muscular; la elasticidad de la piel y el aparato articular; la función cardiopulmonar; la densidad mineral ósea; la capacidad cognitiva; el humor; los órganos de los sentidos y la actividad genitourinaria.

En la analítica general destaca la glucemia por encima de todos, seguida de cerca por los valores de lípidos —colesterol y triglicéridos—, el aclaramiento de creatinina —función renal— y algunas enzimas hepáticas. La hemoglobina glicosilada, la proteína C reactiva y la homocisteína son otros ejemplos de biomarcadores de envejecimiento muy baratos y fáciles de determinar con regularidad.

Cada día surgen nuevos biomarcadores analíticos en el terreno de la inflamación, la oxidación, la glicación, la inmunidad, la fertilidad y la oncogénesis.

Mención especial requiere la evaluación del microbioma —flora—, particularmente del tubo digestivo, asociada a marcadores intestinales específicos de inflamación, inmunidad, permeabilidad y oncogénesis.

Por último, el terreno de los estudios genéticos está en constante crecimiento con biomarcadores genómicos que aportan pruebas sobre nuevos factores de riesgo y de protección asociados a distintos polimorfismos (SNP).

En el momento actual, la medición de la longitud de los telómeros cromosómicos aporta una aproximación numérica a la edad biológica que podemos usar para comparar entre individuos.

A pesar de que conocemos ya el mapa genético de la especie humana de telómero a telómero (T2T), todavía queda mucho por saber de lo que se pierde o gana de este código durante la creación de copias —replicación—, la portabilidad dentro de la célula —transcripción— y la síntesis final de las proteínas —traducción—. Estos procesos, conocidos como epigenética, ocasionan cambios, muchos de ellos debidos a alteraciones del medio ambiente, que van desde la alimentación hasta los traumas emocionales, pasando por las sustancias tóxicas. La herramienta bioquímica que favorece estos cambios es sencilla, ya que incluye básicamente la incorporación de un grupo metilo (CH_3) en alguna de las bases nitrogenadas que constituyen el propio ADN, o bien otro tipo de cambios conformacionales más complejos en las proteínas —histonas— que rodean a los cromosomas.

La aportación de la epigenética está suponiendo una verdadera reinterpretación de la lectura de la información genética, con nuevos códigos de activación o inactivación —on-off— que, curiosamente, también podrían heredarse e incluso que han llegado a desprogramarse.

Por medio de estas técnicas de valoración de la metilación ha podido estimarse, con cierta exactitud, la edad biológica de muchas especies como el murciélago —el mamífero más longevo—, cuya aplicación práctica en la medicina humana es ya una realidad clínica que usamos en la consulta.

LA ARQUITECTURA DE LA SALUD. EL PESO DE LA GENÉTICA

Con la medición de unos biomarcadores de envejecimiento, como la longitud de los telómeros o la metilación del ADN, en estudios con gemelos idénticos se estima que el impacto sobre la salud es de un tercio para los aspectos heredados. En consecuencia, los aspectos no heredados son el doble de importantes que la herencia en su conjunto. Al nacer recibimos un patrimonio genético que es muy parecido en los hermanos e idéntico en los gemelos. Con el paso de los años, el estilo de vida se encarga de mantener, incrementar o empeorar ese patrimonio. Es exactamente lo mismo que ocurre con el capital económico que los distintos hermanos heredan un día de sus padres.

El impacto del estilo de vida es tan determinante por un motivo doble. Para entenderlo mejor podemos compararlo con las condiciones atmosféricas variables que afectan a las plantas. Una palmera tiene una resistencia genética a la fuerza del viento que, por ejemplo, un huracán puede superar; sin embargo, las palmeras que surgen en regiones ventosas tienen mayor resiliencia al efecto del viento porque las condiciones físicas ocasionan cambios en la expresión genética del árbol que hacen que su duramen sea más resistente.

De forma análoga, estilos de vida poco saludables podrían llegar a matarnos directamente si superan cierto límite, pero en la mayoría de las ocasiones solo condicionan cambios que alteran la calidad de vida. Además, se comprueba que las modificaciones en la transmisión de la información genética que ocurren bajo estas circunstancias también podrían pasar a los descendientes, obviamente en caso de que se sucedan en edad fértil.

Gracias a los estudios genómicos, hoy podemos identificar distintas variantes de nuestra información genética que nos hacen diferentes a los demás seres humanos y que forman parte del nuevo paradigma de la medicina que la hace altamente personalizada.

Pequeñas variaciones del material genético que nos diferencian de los demás pueden heredarse de padres a hijos, aparecer de manera espontánea o inducirse por diversas circunstancias conocidas. Estos cambios en el ADN —sustituciones, pérdidas o inversiones de las distintas bases nitrogenadas que constituyen «las letras» del libro de nuestra genética— condicionan de modo habitual que una determinada proteína estructural o reguladora no funcione de forma adecuada —por ejemplo, los receptores hormonales—, ocasionando una ventaja o inconveniente en los distintos procesos como la actividad enzimática, el efecto farmacológico, el riesgo oncológico, la defensa contra microorganismos, la inflamación, el envejecimiento y la longevidad. Su utilidad en la medicina del envejecimiento es cada día mejor comprendida y aplicada.

Uno de los polimorfismos más investigados y con mayor peso clínico es el de la apoproteína E (ApoE), cuya variante E4 es la más extendida en la especie humana. Identificar una variante Apo-E4 puede significar mayor riesgo de deterioro cognitivo tipo alzhéimer, mientras que la Apo-E2 se considera protectora y en ciertas poblaciones añade hasta veinte años

—de vida sin deterioro cognitivo— en comparación con los portadores de la variante E4. Obviamente, dado que recibimos una copia de cada uno de los padres, la peor situación es la E4/E4 —homocigótica—, siendo las otras posibilidades intermedias. Yo solicito este polimorfismo a aquellos pacientes especialmente interesados en prevenir el deterioro cognitivo.

Gracias a la farmacogenómica, muchos de los efectos indeseables de los medicamentos han dejado de ser una cuestión de azar. Por ejemplo, a todos los pacientes que pueden permitírselo —porque todavía son pruebas costosas— y que necesitan tomar estatinas, psicofármacos, antibióticos, antihipertensivos, anticoagulantes, antiarrítmicos, terapia hormonal sustitutoria y otros grupos farmacológicos menos usados, les solicito un estudio farmacogenómico específico o general para adecuar sus tratamientos y evitar efectos que van desde fatiga crónica hasta, potencialmente, la muerte. Esto es una realidad implantada ya en nuestro medio.

En otras ocasiones la genómica nos puede mostrar los puntos débiles o fuertes de los distintos procesos involucrados en el envejecimiento, como metabolismo hepático, inflamación, producción hormonal, receptores químicos, neurotransmisores o capacidad y resistencia al ejercicio muscular —fibras tipo 1 y tipo 2—.

Cuando se identifica una alta actividad enzimática —nociva—, la podemos intentar reducir o aumentar por medio de modulares, administrados como alimentos, suplementos o medicamentos.

Además, todavía hay otros procesos epigenéticos posteriores a la lectura del código sobre los que también estamos empezando a tener capacidad de acción.

En definitiva, las nuevas generaciones dejarán de hablar de familias de longevos o muertes prematuras gracias a la aplicación de estos tratamientos personalizados con base en la genómica aplicada que están modificando el papel que hasta ahora hemos venido atribuyendo al paradigma mendeliano de herencia, que ha dejado de ser siempre determinista e invariable.

HÁBITOS SALUDABLES PARA VIVIR MÁS Y MEJOR

La genética es como un gran péndulo de Foucault que se entrelaza continua e inexorablemente con otros factores ambientales, y cuyo movimiento determina una suerte de mosaico constituido por teselas que se van juntando para dar la figura que representa la calidad y la cantidad de la vida. Esas teselas, las claves que aceleran el envejecimiento, están hechas de varios tipos de piedras con distintas propiedades e importancia en el contexto de la silueta final del envejecimiento.

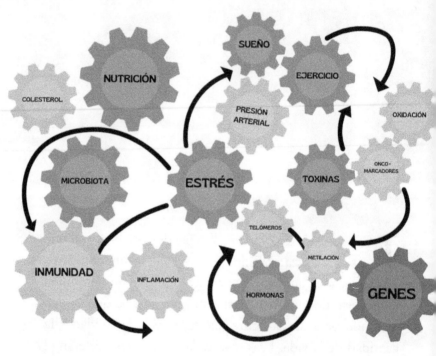

Los pilares del envejecimiento

2

LA ALIMENTACIÓN

¿CALIDAD O CANTIDAD?

Muchos de mis pacientes intentan, con razón, seguir dietas saludables para desacelerar el envejecimiento. Sin embargo, a veces ignoran que cuidar la cantidad de calorías, según los casos, puede ser un elemento todavía más importante.

En una ocasión pregunté a un paciente por el desayuno que tomaba de manera habitual, a lo que me contestó que la primera comida de la mañana para él era muy importante, así que solo se permitía productos vegetales saludables como frutas frescas de temporada y frutos secos. Cuando le dije que describiera el contenido de su desayuno con mayor exactitud, me respondió:

—Un plátano, dos manzanas y dos peras, mezcladas con tres rodajas de piña, algo de melón o sandía, todo regado con moras, arándanos y frambuesas, además de una ración de nueces, almendras y dátiles.

Obviamente no era necesario profundizar demasiado en las causas de la obesidad que presentaba. Estaba claro que la sobrecarga calórica de su dieta, con independencia de su excelente contenido en fibra, minerales y antioxidantes, tal vez era el factor determinante de sus problemas de salud.

Cuando los pacientes piden mi opinión acerca de la mejor alimentación para desacelerar el envejecimiento, siempre recomiendo lo frugal antes que lo excelso. No solo porque hay evidencia de que el sobrepeso resta años y calidad a la vida, sino porque es francamente más fácil controlar la cantidad que la calidad.

El peso —que llamamos índice de masa corporal cuando lo relacionamos con el cuadrado de la estatura— es un problema de economía doméstica. Debemos buscar un equilibrio entre ingresos —gestión del apetito— y pérdidas —programa de ejercicios—. No obstante, también intervienen otros factores interrelacionados, como el equilibrio hormonal y el metabolismo basal, que están bajo control genómico. Esto es lo que justifica que algunas personas engorden a pesar de comer raciones pequeñas o que otras adelgacen pese a comer en grandes cantidades.

El metabolismo basal es la cantidad mínima de calorías que consumimos en reposo para mantenernos vivos. Si consumimos menos calorías que nuestro metabolismo basal, entonces necesariamente perderemos peso.

Para entender mejor cómo podemos intervenir en el metabolismo basal cuando es muy bajo hay que compararlo con el número de vueltas que aceleran el motor de un coche —a más revoluciones, más consumo de combustible— o también con el tipo de energía que usa un horno para cocinar, que puede ser de leña o de microondas.

Con estas analogías se comprende por qué un nutricionista puede recomendarnos el mejor combustible —azúcares, grasas o proteínas— para nuestro motor, así como el alimento más adecuado para nuestro horno —alto o bajo índice glucémico—. Además, dado que el metabolismo basal depende en esencia de la composición corporal —grasa y músculo—, cambiando la grasa en músculo por medio de un programa de ejercicios adecuado que transforme la grasa en músculo, un entrenador personal podría ser capaz de incrementar el metabolismo basal de un individuo, ya que el músculo consume en reposo, según los casos, hasta diez veces más calorías por la misma cantidad de peso.

Basado en estos datos, surge el truco del millón de dólares que les doy a todos mis pacientes con problemas de obesidad: ¿cómo perder peso durante la noche sin hacer absolutamente nada más que dormir? ¡Lo único que tienes que hacer es transformar al máximo tu grasa en músculo durante el día! Por cada kilo de músculo que provenga de la grasa, conseguirás un efecto que puede llegar a ser hasta diez veces más eficiente en términos de metabolismo basal para perder peso que el simple control de las raciones.

Cuando se detectan desequilibrios no explicables por la economía del peso —ingresos y gastos—, es necesario evaluar los polimorfismos genómicos asociados a la obesidad (FTO, LEP, LDLR, MC4R); y, por supuesto, un completo panel hormonal —tiroides, cortisol, insulina, leptina y las hormonas sexuales—.

La «DIETA DEL ESTILISTA»

Tradicionalmente se ha hablado del desayuno como la comida más importante del día. En el momento presente han surgido voces que sugieren que esto no sería siempre verdad, echando por tierra uno de los pilares de la dietética tradicional. De hecho, los seguidores de ciertos protocolos del llamado ayuno intermitente retrasan varias horas el desayuno hasta convertirlo en un almuerzo; adelantando a su vez la cena, dejando así unas dieciséis horas de ayuno continuo, con lo que aparentemente se consiguen resultados clínicos y fisiopatológicos muy positivos sobre el reciclado de los productos celulares de desecho, que es un proceso muy beneficioso para la longevidad conocido como autofagia.

Si estamos en nuestra casa de campo y encendemos una hoguera para darnos calor, entonces en caso de que se nos haya acabado la madera podríamos avivar el fuego con otros enseres inflamables que tengamos a mano y que tal vez están estorbando, ocupando espacio o simplemente guardando polvo en una estancia. En lo celular este proceso se llama autofagia. Terminadas las fuentes habituales de energía, reciclamos otros productos cuya limpieza intracelular tiene efectos demostrados sobre la desaceleración del envejecimiento y la enfermedad, especialmente en pacientes con procesos neurodegenerativos como el párkinson y el alzhéimer.

El ayuno intermitente, para no ser contraproducente, debe ser doblemente intermitente. Es decir, hay que dejar un número suficiente de horas del día para realizar una ingesta calórica adecuada; y es obvio que solo debe realizarse durante unos días a la semana o al mes. De lo contrario, de ocurrir sin descanso, la autofagia podría acabar consumiendo estructuras vitales para la célula.

Faltan estudios para recomendar de forma sistemática el ayuno intermitente, pero deberíamos dejar de rasgarnos las vestiduras cuando un ejecutivo nos dice que no desayuna todos los días. Tal vez, temprano por la mañana los días laborables, es mejor tomar un té verde, un vaso de agua con una rodaja de limón, un *smoothie* de kale o una sopa de miso antes que un café con leche entera azucarada y un cruasán con queso. Todo depende de si el trabajo que realizamos es físico —requiere más hidratos de carbono— o mental —podemos usar también cuerpos cetónicos—. Todas las dietas deben hacerse bajo supervisión de un experto capaz de recomendar a cada paciente y en cada momento el protocolo más adecuado. No vale solo con los gustos o las inclinaciones filosóficas del paciente. El experto debe ser como un estilista al que hay que visitar con regularidad para que nos recomiende el tipo de peinado que nos favorece en cada ocasión de acuerdo con nuestros gustos y necesidades.

La eficacia del 25 % de restricción calórica —con adecuada proporción de macro y micronutrientes— con respecto a la prolongación de la longevidad es una de las intervenciones más confirmadas en animales —desde la mosca del vinagre a los simios—. No obstante, cuando se estudian en profundidad otras variables, también se detecta pérdida de la fertilidad, por ejemplo. En los humanos, por razones éticas, es imposible extraer resultados concluyentes más allá de la activación de ciertos genes mitocondriales asociados con la longevidad, como las sirtuinas (SIRT1) y otros relacionados (PGC-alfa, TFAM, eNOS, PARL).

Tenemos casos de restricción calórica involuntaria en los países del tercer mundo que se ven seguidos del efecto totalmente contrario, esto es, muerte prematura por enfermedades infecciosas y cardiovasculares. Ello se debe a que la restricción no es solo calórica, sino también proteica y, además, se acompaña de desnutrición por falta de micronutrientes.

HARA HACHI BU

Los habitantes de Okinawa son otro ejemplo de restricción calórica, pero, eso sí, con una dieta rica en proteínas vegetales y micronutrientes. Este procedimiento, con amplias raíces culturales, les permite hacer una restricción calórica peculiar, que en japonés se llama *Hara Hachi Bu,* y que traducido vendría a decir algo como «no pongas en la panza —*Hara*— más del 80 % —*Hachi Bu*— de lo que querrías comer».

Esta filosofía tan simple como eficiente les permite mantener su economía calórica siempre saneada. Es como si decidiéramos no gastar más del 80 % de nuestros ingresos. Evidentemente, siempre tendríamos dinero para gastar en caso de un capricho o necesidad —un aperitivo o un tentempié—. Es bien conocido que Okinawa es la isla del planeta con mayor número de centenarios por habitante. Quizás su particular estilo de restricción calórica tiene mucho que ver en ello.

A todos mis pacientes con sobrepeso les recomiendo hacer el *Hara Hachi Bu.* Como quiera que la comida y la cena de la dieta occidental constan normalmente de tres platos, con una carga calórica aproximada de un 20 % para los entrantes, un 60 % para el plato principal y de otro 20 % para el postre, resulta muy sencillo entonces hacer una restricción calórica sostenible y saludable, manteniendo el plato principal, pero eliminando o bien los entrantes, o bien el postre.

¿VEGETALES O CARNE?

Empieza a estar bastante claro, a juzgar por los estudios con grandes poblaciones en China y en las llamadas «zonas azules» de alta longevidad en Japón y en el mar Mediterráneo, que una dieta sustentada en productos vegetales parece tener mejores resultados a largo plazo que las dietas ricas en productos animales, en especial referido a la incidencia de cáncer de colon, enfermedades cardiovasculares y la propia longevidad. Un abundante contenido en leguminosas y semillas probablemente sea el factor determinante.

La llamada dieta mediterránea ha conseguido expandirse a muchas otras regiones como paradigma de dieta saludable. Incorpora el aceite de oliva como principal grasa de adición, aportando en abundancia alimentos de origen vegetal —verduras, legumbres, champiñones y frutos secos—, además de los procedentes de cereales —pan, pasta y arroz— mayormente integrales, productos lácteos —queso y yogures—, frutas frescas de temporada como parte fundamental de los postres y meriendas, y como bebidas, la suficiente cantidad de agua, mejor antes o después de las comidas para evitar interferencias con la dilución de las enzimas digestivas; y algo de vino, pero con mucha moderación y aquí sí durante las comidas, nunca antes ni después, que es una forma más anglosajona de beber alcohol. La carne roja y los dulces y pasteles no están totalmente excluidos, pero solo se toman de forma muy ocasional. En definitiva, hay muchas pautas que se pueden seguir. Si comparásemos cada dieta con un idioma diferente cuyo objetivo final es comunicar salud, es evidente que los mejores resultados se obtendrían con aquella lengua que podamos usar día a día sin demasiada dificultad y cuyo vocabulario sea más rico. Dietas complicadas y muy rígidas, con productos de difícil acceso, están condenadas al fracaso en el largo plazo. Lo más sensato podría ser enriquecer una dieta saludable a la que tengamos fácil acceso, adaptándola, si es posible, con las ventajas de la restricción calórica y el ayuno intermitente, así como con las aportaciones puntuales de otras dietas en función de nuestras propias características y necesidades.

En sus observaciones con los pinzones del archipiélago de las Galápagos, Darwin pudo comprobar en el siglo XIX que algunas características del pico de las aves se ajustaban a los recursos nutricionales que tenían disponibles. Así, en las islas donde abundan las larvas, el pico de los pinzones es afilado; mientras que cuando el alimento son bayas y semillas, el pico es más fuerte y ancho. Lo curioso de todo esto es que, dado que a las Galápagos llegó una sola especie de pinzón —debido al carácter volcánico que hizo emerger la tierra de las aguas en época relativamente reciente—, cuando se intenta cruzar a los pinzones de picos diferentes, las primeras generaciones mestizas aparecen con pico intermedio, pero las segundas generaciones tienen carga genética inestable y son completamente estériles; esto es, se transforman en especies distintas. Algo parecido a lo que ocurrió con los equinos hace cincuenta millones de años, dando origen a caballos —sesenta y cuatro cromosomas—, burros —sesenta y dos cromosomas— y mulos —sesenta y tres cromosomas—, especies diferentes fácilmente reconocibles con un ancestro común. Es decir, la alimentación es tan importante que en el proceso evolutivo puede llegar a crear especies distintas. Aunque las dos especies de pinzones eran una misma al principio de su llegada a las islas, se han ido separando con el paso del tiempo debido a sus hábitos alimentarios. Estas observaciones de Darwin confirman lo que ya había intuido Hipócrates veinticuatro siglos antes, afirmando aquello de que «somos lo que comemos».

Simplificando mucho, podemos decir que la alimentación de la especie humana ha ido evolucionando con el paso del tiempo, desde la preeminencia de la fruta en los primeros homínidos, pasando por la dieta paleolítica —a base de carne, pescado, marisco, verduras, frutos y frutos secos— de nuestros ancestros más directos para continuar con el desarrollo posterior de la agricultura —predominancia de los cereales en la dieta— y la ganadería —grasas animales—, y transformarse en nuestros días con la abundancia de alimentos procesados —grasas trans—.

¿Será capaz la dieta hipercalórica, azucarada, hiperprocesada y de origen predominantemente animal que muchos consumen en la actualidad de separar algún día a los seres humanos en dos especies distintas de *Homo carnivorus* y

Homo vegetovorus? Parece una exageración, pero no deja de ser una cuestión que nos debe hacer reflexionar.

MACRO Y MICRONUTRIENTES

Dos cuestiones cuyas necesidades son vulnerables conforme pasan los años son, por una parte, el proporcionar una adecuada cantidad de macronutrientes para dar energía —azúcares y grasa— y, especialmente, soporte estructural —proteínas— al organismo, que lo va perdiendo por el declive hormonal y la falta de ejercicio físico. La sarcopenia —pérdida de músculo—, la osteoporosis —pérdida de hueso— y las arrugas —pérdida de colágeno— son los principales problemas estructurales que hay que prevenir con un correcto aporte de aminoácidos y proteínas. Es un mito que las proteínas de buena calidad tengan que ser de origen animal. Hay muchas fuentes de proteínas vegetales, sobre todo en las legumbres —dieta mediterránea—, el miso —dieta japonesa—, el *porridge* —dieta británica— o en las semillas de chía —dieta maya—, que también sirven para este fin.

El adecuado aporte de minerales y vitaminas —los llamados micronutrientes— es esencial para los procesos enzimáticos e inflamatorios, la defensa frente a infecciones y el cáncer, así como para la salud de los glóbulos sanguíneos, los huesos, la piel, el cabello y las uñas, por citar algunos ejemplos.

Si la dieta es equilibrada, las necesidades no están aumentadas y no hay patología oculta, la mejor forma de obtener los micronutrientes es con los alimentos. No obstante, muy a menudo es necesario purificar, concentrar y encapsular los micronutrientes y administrarlos como suplementos nutricionales —nutracéuticos— debido a problemas con su absorción, transporte y eliminación.

Si la suplementación es necesaria, esta debe hacerse ayudados por un experto y sobre una base analítica que demuestre el déficit primero y su corrección después. Me encuentro bastantes veces con pacientes que compran *online* numerosos nutracéuticos que usan siguiendo los consejos de lecturas no siempre dignas de confianza.

Es importante recordar la posibilidad real de intoxicaciones, en especial de las vitaminas liposolubles —A, D, E y K—, que son las que más se acumulan. El problema ocurre debido a contaminantes que aparecen en productos baratos de baja calidad, e interacciones, entre los propios nutracéuticos entre sí e incluso con algunos medicamentos.

Una paciente vino a mi consulta refiriendo un dolor de cabeza continuo y refractario a los tratamientos habituales que había sido estudiado por varios neurólogos sin resultados diagnósticos. En la exploración detecté que las palmas de las manos y las plantas de los pies eran de un color llamativamente amarillento. Cuando medimos sus valores de vitaminas, encontramos que los carotenos y la vitamina A estaban en rango tóxico debido a un multivitamínico que llevaba tomando sin control desde hacía años. La suspensión del preparado fue suficiente para que los signos y síntomas desaparecieran.

LOS SUPERALIMENTOS

Hay muchos alimentos que proporcionan no solo calorías y aminoácidos estructurales, sino también micronutrientes y otras propiedades extraordinariamente beneficiosas orientadas a desacelerar el envejecimiento. He aquí una selección de veinticinco superalimentos interesantes en este sentido.

EL MISO

Fundamental en la alimentación japonesa, es el mejor estudiado de los superalimentos. Es una pasta hecha con soja fermentada con sal marina con el hongo koji. Aparte de proporcionar proteínas, 20 %, es una fuente inmensa de minerales y vitaminas. Su interés radica en cuatro propiedades cardinales:

— Poder saciante; esencial en las dietas que quieren conservar el peso adecuado.

— Poder depurativo; hay estudios que demuestran sus efectos beneficiosos sobre animales sometidos a radiación, debido a que es rico en ácido dipicolínico.

— Aporte de probióticos; que ayudan a la digestión y el tránsito intestinal.

— Efecto directo sobre el envejecimiento; especialmente notorio en la piel y las funciones cognitivas.

Además, el miso es un alimento barato, sabroso, se puede combinar con otros vegetales y no es incompatible con ningún tipo de alimentos —excepto la carne— que se desee tomar a la misma hora. El mejor momento del día para tomarlo es, sin duda, por la mañana si queremos aprovecharnos de sus efectos sobre el apetito. Salvo alergias o graves problemas hormonales o cardiovasculares, mis pacientes salen de mi consulta con la recomendación expresa de tomar una sopa de miso todos los días por la mañana con el desayuno si quieren desacelerar de forma natural el envejecimiento.

LA GRANADA

Posee potentes propiedades antioxidantes, protege frente al daño cerebral, reduce la retención de líquidos, tiene efecto antiinflamatorio, previene la oxidación del colesterol malo (LDL), es buena para la piel y hasta posee efectos afrodisiacos, además de tener un alto y polivalente potencial gastronómico. Además, es un alimento cargado de simbolismo religioso para los judíos, ya que tiene aproximadamente tantas semillas —seiscientas trece— por fruta como preceptos —*mitzvot*— aparecen en la ley bíblica de la Torá.

EL TÉ VERDE

No contiene proteínas, grasas ni azúcares. Su mayor riqueza, por tanto, es su contenido en vitaminas (A, B, C, E), oligoelementos —manganeso, flúor cobre y zinc— y especialmente antioxidantes.

Las catequinas, en particular la EGCG, es cien veces más antioxidante que la vitamina C, de cara a evitar, por ejemplo, enfermedades cardiovasculares —infarto e ictus— y el cáncer —colon, próstata, mama—. También se ha demostrado que mejora el funcionamiento del cerebro, previniendo algunas enfermedades neurodegenerativas —alzhéimer y párkinson—. Por otra parte, tiene un efecto positivo sobre el metabolismo basal y el rendimiento físico.

LA QUINOA

No posee gluten y tiene un bajo índice glucémico, así que es apta para celiacos y diabéticos, en especial a la hora de aportar proteínas, ácido omega 6, fibra soluble e insoluble y, vitaminas del grupo B y minerales como el hierro, el fósforo y el calcio.

EL CHOCOLATE NEGRO

Contiene mucha fibra y es rico en minerales —calcio, hierro, magnesio, fósforo—, antioxidantes —polifenoles— y venotónicos —teobromina—, con propiedades antidepresivas —ácidos grasos y feniletilamina— e incluso afrodisiacas —arginina—.

En dosis pequeñas funciona como una fuente de satisfacción y autorrecompensa. Tiene el inconveniente de su poder adictivo, a veces incontrolable, que supone una fuente continua de calorías.

Sorprende que los países con mayor consumo per cápita —Suiza y Bélgica—sean los que tienen mayor número de laureados per cápita en los Premios Nobel. Este dato tal vez solo sea fruto de la casualidad, pero los territorios donde se consume menos chocolate, como China, curiosamente están a la cola de los premiados por la academia sueca.

EL BRÓCOLI

Además de ser una fuente de fibra, potencia de manera notable los procesos depurativos debido a su contenido en sulforafano.

Es rico en omega 3, minerales —cromo, calcio, magnesio, hierro y zinc— y muchas vitaminas —A, B, C, E y K—. Su extraordinario contenido en zeaxantina ayuda a mantener la salud de la vista, cuidando especialmente la retina.

LAS SEMILLAS DE CHÍA

Procedentes de la cultura maya y azteca, que las usaban como fuente de energía y fuerza —eso es lo que significa chía en maya—, son muy ricas en proteínas y fibras, así como en ácidos grasos omega 3.

Están exentas de gluten y no son transgénicas. Aportan manganeso, magnesio, fósforo y zinc, y están dotadas de una gran carga antioxidante.

EL ACEITE DE OLIVA

Es la base de la dieta mediterránea y uno de los superalimentos mejor estudiados desde el punto de vista bioquímico y epidemiológico.

Los mayores beneficios provienen de su contenido en ácidos grasos monoinsaturados —oleico—, tocoferoles y polifenoles. Posee importantes efectos en la prevención de enfermedades cardiovasculares, mejorando el perfil de grasas y la agregación plaquetaria que participa en la producción de trombos en las arterias. Reduce la acidez gástrica, mejora el tránsito intestinal y la función de la secreción del páncreas y el colesterol bueno. Es excelente para la piel y las articulaciones, previniendo la artritis reumatoide. También está contrastado su efecto en la prevención del cáncer.

Para finalizar, baste recordar que la agencia norteamericana del alimento y los medicamentos (FDA) recomienda tomar dos cucharadas de aceite de oliva —unos veinticinco gramos— todos los días.

LA AVENA

Es el cereal que más proteínas aporta. Posee al mismo tiempo mucha fibra soluble e insoluble. Contiene hidratos de carbono de absorción lenta y es ideal cuando adelgazar es el objetivo. También tiene grasas saludables y muchos minerales y vitaminas del grupo B, así como abundantes moléculas antiinflamatorias y antioxidantes.

En definitiva, tomado por la mañana en forma de *porridge* es la variante británica de desayuno saludable cuando el objetivo es adelgazar y combatir los efectos nocivos del sobrepeso en el sistema inflamatorio presentes en el llamado síndrome metabólico.

EL AJO CRUDO

Tiene importantes beneficios sobre la salud cardiovascular, ya que reduce el colesterol malo y la presión arterial y posee efectos anticoagulantes. Así mismo, se le reconocen propiedades antimicrobianas sobre algunas bacterias, hongos, virus y parásitos.

El ajo hay que machacarlo y no tragarlo entero, pues sus propiedades beneficiosas las ejerce la alicina solo cuando se oxida el contenido en aminoácidos azufrados al ponerse en contacto con el aire.

El kale, berza o col rizada

Es rico en vitaminas y minerales. Aporta un 50 % más de calcio que la leche, tiene más hierro que la carne, el triple de vitamina C que las naranjas y cuatro veces más ácido fólico que los huevos.

Su efecto saciante viene dado por su gran cantidad de fibra, unido al bajo contenido calórico, que favorece la reducción de peso. No solo no contiene grasa, sino que sus compuestos sulfurados —glucosinolatos— reducen la absorción de lípidos.

Los antioxidantes del kale resisten al calor, de tal manera que pueden llegar a proteger a los demás alimentos de su propia oxidación.

Un zumo o cualquier otra receta de kale es otra de las rutinas diarias que recomiendo a todos mis pacientes para mantenerse jóvenes a cualquier edad.

El aguacate

Es la fruta con mayor contenido en potasio, útil para reducir la presión arterial —pero contraindicada en pacientes con problemas renales—. Tiene, además, un gran número de vitaminas liposubles —K, D, E y A— e hidrosolubles —C, B5, B6, ácido fólico—, con beneficios especiales en la esfera neuromuscular y el sistema inmunológico. Al igual que el aceite de oliva, contiene ácidos grasos monoinsaturados de la serie 9 —oleico— que contribuyen a aumentar el colesterol bueno (HDL) y a reducir el malo (LDL), así como a regular la producción de prostaglandinas inflamatorias.

El aguacate facilita la absorción de otros nutrientes de origen vegetal y es muy rico en antioxidantes carotenoides —luteína y zeaxantina—, de gran interés para prevenir la degeneración macular y las cataratas asociadas al envejecimiento.

LA CALABAZA

Es rica en magnesio y zinc, baja en calorías y tiene propiedades antiinflamatorias y laxantes. Previene el cáncer de piel, ya que protege de los rayos del sol.

Sus semillas tienen un alto contenido en triptófano, que ayuda a mejorar los niveles de serotonina y el hábito depresivo.

EL JENGIBRE

Potencia el sistema inmune a la vez que es rico en aceites esenciales, minerales y vitaminas B y C. Dentro de sus propiedades destacan sus efectos antieméticos —combate las náuseas y el vértigo—, gastroprotectores, anticancerígenos y, especialmente, antiinflamatorios —sobre todo de las articulaciones—. También podría ser útil para evitar infecciones por hongos y mejorar la capacidad cognitiva.

La importancia nutricional del jengibre reside en su amplísimo espectro de aceites esenciales y sustancias picantes no volátiles. La fracción de sustancias picantes más importante pertenece al grupo de los gingeroles.

Por su estructura y mecanismo de acción, los gingeroles se asemejan a la aspirina, por lo que presentan propiedades analgésicas. Además, poseen efectos antagonistas de la serotonina que inhiben la flatulencia y los vómitos. Como todas las sustancias picantes, aumentan el flujo de saliva y la secreción ácida gástrica.

Al estimular los receptores térmicos del estómago, genera una peculiar sensación ardiente y cálida. En cuanto a los minerales, posee cantidades significativas de potasio, fósforo, magnesio y hierro.

El lichi

Es una fruta oriental con el doble de vitamina C que los cítricos, y especialmente útil para el colágeno de la piel. Además, tiene efectos antibióticos sobre la mucosa respiratoria, protege de la acidez gástrica y mejora el funcionamiento cerebral por el fósforo que contiene. El zinc y el selenio le aportan propiedades diuréticas y depurativas.

El amaranto

Es un superalimento con alto contenido de hierro, magnesio y potasio. Aporta abundante cantidad de proteínas y casi todos los aminoácidos esenciales.

Tiene proporcionalmente mucho más calcio que la leche y es una buena fuente de fibra y vitaminas del grupo A, B, C y D.

Es muy beneficioso para las personas con problemas capilares o con tendencia a la anemia o la osteoporosis.

El pescado azul

Contiene abundantes proteínas de alto valor biológico, con una altísima cantidad de vitaminas D y B12, así como ácidos grasos omega 3 y minerales esenciales como el yodo, el selenio, el hierro, el calcio y el potasio. Está recomendado para la salud cardiovascular y la neurocognitiva, dos patologías asociadas al envejecimiento.

Prácticamente todos los tipos de pescado azul comparten estas propiedades, como el atún, el bonito, la caballa, el salmón, las sardinas, el jurel y los arenques. El pescado azul forma parte importante de muchas dietas saludables como la mediterránea, pero está excluido, por razones obvias, de las dietas vegetarianas y veganas. Además, la pesca intensiva crea conflictos con los que buscan alimentos provenientes de ecosistemas sostenibles.

Por último, debido al creciente grado de contaminación de los océanos, el aumento del contenido en metales pesados como el mercurio está ocasionando reticencias generalizadas en el consumo de animales marinos, en especial en lo que se refiere a los pescados azules de mayor tamaño.

EL HONGO REISHI

En la milenaria tradición oriental sobresale por su reconocida capacidad adaptógena —mejora inespecífica de la calidad de vida— y sobre la longevidad. Se le atribuyen sobre todo un potente efecto antioxidante y beneficios sobre el sistema inmunitario, en concreto sobre los linfocitos T, que aumentan las defensas naturales frente a las infecciones —sobre todo las víricas— y el cáncer.

Su composición rica en triterpenos le añaden propiedades beneficiosas sobre la salud cardiovascular —colesterol, presión arterial y coagulación— y hepática.

EL ARÁNDANO

Posee un notable poder antiinflamatorio. Los arándanos son pobres en grasas y favorecen la síntesis de colágeno y la protección contra la oxidación. Además, tienen un efecto comprobado en la prevención de infecciones de orina debido a que sus productos de eliminación renal forman una película protectora sobre toda la mucosa urinaria que hace más difícil el acceso y la fijación de las bacterias que causan cistitis infecciosas inespecíficas.

LA CIRUELA UMEBOSHI

Es un encurtido japonés obtenido con hojas de shisho y sal que combate la acidez, aumenta el peristaltismo intestinal, aporta energía, regula el colesterol malo (LDL), mitiga el mal aliento al reducir la fermentación de la boca, tiene abundantes proteínas —el doble que las frutas—, es útil para combatir la resaca y regula los niveles de glucemia.

LA REMOLACHA

Junto con las espinacas y el apio, es muy rica en nitrato inorgánico, que en la boca es transformado por las bacterias que forman parte del microbioma orofaríngeo en óxido nítrico, fundamental para la salud vascular, la neurotransmisión cerebral y la potencia sexual.

EL AZUKI

Es una legumbre japonesa conocida como soja roja. Rico en molibdeno, que favorece la función hepática, con gran cantidad de fibra, útil para el estreñimiento y las hemorroides. Tiene un alto poder saciante y posee fitoestrógenos, que pueden ayudar en el síndrome menstrual y la menopausia. Contiene abundante cantidad de fósforo para la función cerebral.

LAS NUECES

Son ricas en fibras y grasas saludables. Una de sus mayores propiedades es el aporte de ácidos grasos poliinsaturados de la serie omega 6 y omega 3, ayudando a disminuir de forma significativa el riesgo coronario. No obstante, su extraordinaria carga calórica limita su uso cuando el sobrepeso es un problema.

EL ALGA KOMBU

Es prácticamente desconocida fuera de la gastronomía asiática. En Okinawa, este tipo de alga es muy apreciada y consumida por su sabroso sabor umami y su alto contenido en agua, yodo, hierro y potasio, así como por su bajo contenido calórico.

También supone una buena fuente de fibra con efecto prebiótico y otras sustancias con poder antioxidante. Contiene ácido algínico, que actúa como una barrera protectora de pH neutra y protege de la acidez gástrica. Tiene un leve efecto anticoagulante que funciona como una aspirina natural. También podría ser útil para reducir los niveles de ácido úrico y evitar la gota.

LAS SETAS

Aportan lignina, que es una fibra beneficiosa para la microbiota y el tránsito intestinal. Tienen alto poder saciante y demostrada capacidad antioxidante. Sus notables efectos en la prevención de distintos tipos de tumores es materia de investigación reciente. También muestran efectos antiinflamatorios por su contenido en betaglucanos.

LOS ANTINUTRIENTES

Hay alimentos que tomados en grandes cantidades o en situaciones inadecuadas pueden ocasionar más perjuicios que beneficios. La nutrición es una ciencia compleja y hay que dejarse asesorar. No todo lo que parece saludable lo es para todas las personas y en todas las circunstancias.

EL GLUTEN

Es una proteína vegetal muy extendida en la dieta —desde el pan hasta la cerveza— que resulta muy difícil de digerir para los humanos. No solo puede ocasionar problemas localmente, que van desde una simple flatulencia hasta una atrofia vellositaria intestinal con anemia, diarrea y pérdida de peso, sino que se asocia con procesos inmunitarios complejos como alergias y alteraciones cognitivas y conductuales.

Hoy disponemos de pruebas diagnósticas que permiten establecer la predisposición genética (HLA-D2) a padecer estos problemas, así como la presencia de anticuerpos específicos que ponen de manifiesto intolerancia e hipersensibilidad al gluten.

A un paciente de treinta y nueve años, muy preocupado porque estaba envejeciendo de forma acelerada y perdiendo el deseo sexual, le empezaban a aparecer arrugas de expresión y a tener problemas capilares de alopecia y canas.

Sus digestiones eran pesadas y sus deposiciones más numerosas y de menor consistencia. Por encima de todo, refería un estado depresivo y una falta de energía para hacer ejercicio físico que su mujer atribuía a la crisis de los cuarenta. Él refería que no había padecido ninguna enfermedad importante, pero que su madre le decía que de niño siempre había sufrido de diarreas que se autolimitaron cuando se hizo mayor y que se achacaron a parásitos.

En la exploración aparecía envejecido y especialmente pálido. Le solicité una analítica en la que se detectó anemia severa con los anticuerpos —anti-transglutaminasa y anti-gliadina— de la enfermedad muy positivos. Con la alta sospecha de celiaquía —intolerancia grave al gluten— le pregunté cómo le sentaba el pan y para mi sorpresa la esposa sacó una *baguette,* todavía oliendo a pan recién horneado, y me dijo:

—¡Imposible! El pan blanco es su alimento favorito.

Sin embargo, todos los signos y síntomas del paciente desaparecieron después de tres meses con una dieta exenta de gluten.

Esto demuestra que lo que más nos gusta no necesariamente es lo que mejor nos sienta.

EL ÁCIDO FÍTICO

Presente en algunos cereales y legumbres, puede interferir con la absorción de minerales.

LOS TANINOS

En el café, té y legumbres secas. Aunque son buenos antioxidantes que previenen la diabetes, las enfermedades cardiovasculares y el cáncer, en ocasiones disminuyen la digestión de algunas proteínas y el hierro.

LOS OXALATOS

En verduras, frutos secos, soja y semillas de sésamo. Pueden limitar la absorción de calcio y ocasionar osteoporosis y cálculos renales.

LAS LECTINAS

En legumbres y semillas. En concentraciones altas son capaces de ocasionar graves cambios en la microbiota intestinal. La mejor forma de evitar los efectos nocivos es con el remojo previo a la cocción.

LAS SAPONINAS

Presentes, por ejemplo, en las habas. Pueden provocar en personas predispuestas genéticamente —déficit de G6PDH— una anemia por destrucción de los glóbulos rojos —hemólisis— que podría llegar a ser muy grave.

LA LECHE Y LA CARNE ROJA

Por último, en un apartado especial, debemos mencionar la leche y la carne roja. Aunque forma parte importante de muchas dietas y se sigue consumiendo con profusión, la leche presenta dos inconvenientes: por una parte, el hecho de que una alta población de adultos es intolerante a la lactosa, lo que significa que este disacárido formado por dos moléculas, una de glucosa y otra de galactosa —llamado lactosa—, no se puede degradar —por la enzima llamada lactasa— en la luz del tubo digestivo debido a inactivación primaria de ciertos genes (LCT, MCM6) que ocurre después de la edad infantil en un porcentaje notable de adultos de todas las etnias.

La lactosa sin lactasa activada no se puede dividir en galactosa y glucosa, que son los azúcares que se tienen que absorber. La presencia de lactosa indivisible es fermentada por la microbiota ocasionando diversos grados de flatulencia y diarrea, típicos de esta patología.

Una paciente de cuarenta y un años me consultó por manifestaciones generales de envejecimiento acelerado. Se encontraba sin fuerzas, había perdido interés y eficiencia en su trabajo por falta de atención. Su vida sexual era muy pobre y su aspecto físico se estaba deteriorando a pasos agigantados.

En el interrogatorio me refirió una anécdota que la tenía profundamente depresiva. Un día, viajando en el metro, un hombre le había cedido su asiento, gesto que no le agradó en absoluto. Le pregunté si tenía que ver con la ideología de género, pero me dijo que había sido porque el caballero había insinuado que ella podría estar encinta. Aunque era verdad que estaba buscando un embarazo, de momento, el aumento de cintura tristemente solo se debía a los gases. Era evidente que su vida giraba en torno a la flatulencia y el tubo digestivo, impidiéndole todo el interés por las demás cosas de la vida cotidiana.

Cuando llegamos al cuestionario de alimentación, llamaba la atención su predilección por la leche cruda, la mantequilla y el queso. Como no había otros datos de interés que pudieran justificar la situación, realizamos una simple prueba de sobrecarga a la lactosa que dio positiva. Solicitamos, además, el estudio genómico del gen principal (LCT) y el gen modulador (MCM6), que pusieron de manifiesto la presencia de intolerancia a la lactosa.

Tres meses más tarde, siguiendo una dieta exenta de lactosa y sustituyendo el aporte de calcio y vitamina D con zumos de kale por la mañana, setas a mediodía y algas —wakame o kelp— por la noche, conseguimos una extraordinaria mejoría clínica con la práctica desaparición del meteorismo y de todos los biomarcadores de envejecimiento.

La carne roja es el otro alimento que en algunas personas predispuestas se relaciona con una mayor incidencia de enfermedades cardiovasculares y el cáncer de colon.

Dejando de lado los gustos y la filosofía de la alimentación, tal vez es un mito, como demuestra Colin Campbell en *El estudio de China*, que las proteínas animales son mejores que las vegetales, como muchos nutricionistas y fisicoculturistas mantienen.

En cualquier caso, la prudencia recomienda moderar el consumo de lácteos y carnes rojas, a menos que no se pueda o no se quiera complementarlos o sustituirlos por otros productos aparentemente más saludables.

EL APETITO Y LA SACIEDAD

García Márquez dijo que el amar y el comer son a la vez una necesidad y un placer, aunque el amor no alimenta. Podríamos atrevernos a completar esta frase tan poética con otra más pragmática, como que la mayor diferencia entre comer y amar es que el apetito en exceso envejece y a menudo mata, mientras que morir de amor, lo que se dice de amor, sin venenos, solo le ha ocurrido a Isolda al contemplar yacente a su amado Tristán en la célebre ópera de Wagner.

El juego del apetito se desarrolla a tres bandas: en el cerebro, con dos centros neuronales perfectamente caracterizados en el hipotálamo; en el estómago, con receptores que detectan si hay contenido entre las paredes gástricas, y en el torrente sanguíneo, con dos hormonas contrapuestas, la grelina —apetito— y leptina —saciedad—, además de la hormona enterodigestiva, clave en el apetito, la llamada GLP-1. Solo una parte del apetito es una cuestión de comportamiento. También hay variaciones genómicas que podemos estudiar y que se sabe modulan este sistema (LEPR, GHRL).

La gestión del apetito es una disciplina muy actual de la psicología clínica que se complementa con una larga lista de superalimentos saciantes, como el miso o la avena, nutracéuticos a base de azafrán o garcinia cambogia o, en casos médicos seleccionados, fármacos inhibidores de la GLP-1 —como la semaglutida—.

En definitiva, es necesario recordar que los alimentos, además de darnos sustento y placer, tomados en exceso y sin medida pueden ocasionarnos obesidad con la consiguiente pérdida de calidad y cantidad de vida.

En los estudios de Boston se confirma que los grandes obesos —índice de masa corporal mayor de treinta y cinco kilos por metro cuadrado— podrían llegar a perder la mitad de las expectativas en términos de años que les quedan por vivir.

La importancia de la deglución

La otra recomendación general que doy a todos mis pacientes es masticar varias veces y deglutir lo más lentamente posible. Esto no solo nos ayuda con la saciedad, sino que mejora todo el proceso digestivo en general.

Si comparamos el estómago con una lavadora, la parte del lavado que se realiza en la boca sería el prelavado. El resultado final puede ser desastroso si las manchas de una prenda no han sido sometidas a un meticuloso proceso de prelavado.

Obsérvese lo que le ocurre a una manzana cuando le damos un mordisco. El efecto de la enzima ptialina salival es el paso inicial para el proceso de la digestión. Se ha llegado a estimar que el 10 % de la digestión se lleva a cabo en la boca, gracias a la trituración de los alimentos y la activación de las enzimas presentes en la saliva.

Un daño colateral de la deglución acelerada y compulsiva que realizan algunos pacientes es aumentar notablemente el contenido de gas en el estómago que no siempre puede ser expulsado, ocasionando meteorismo y flatulencia.

LA PREPARACIÓN DE LOS ALIMENTOS

Los diferentes procedimientos culinarios, en seco o en líquido, partiendo del frío —hervir— o del calor —cocción en medio seco, en medio graso—, tienen mucha importancia en el envejecimiento debido a que los cambios físico-químicos que se suceden pueden modificar la digestibilidad, la absorción, la toxiinfecciosidad y el contenido en macro y micronutrientes. Cada alimento es diferente, pero, en general, se deben preferir las fórmulas gastronómicas saludables como el vapor y evitar los medios grasos —especialmente si se han reutilizado—.

La adición de sal debe hacerse con moderación para evitar enfermedades cardiovasculares.

CONTAMINANTES ALIMENTARIOS

A veces los problemas son más sutiles debido al contenido en sustancias tóxicas, como pesticidas, de muchos alimentos. Baste citar ahora dos ejemplos paradigmáticos como la manzana, que es quizás el alimento más contaminado de nuestra mesa, y, por otra parte, la miel de abejas, que es uno de los, cada vez más frecuentes, que están haciendo el viaje de entrada y salida desde las estanterías bio de opciones saludables de los supermercados.

En esto tenemos nosotros, los consumidores, parte de culpa, por preferir la belleza del producto a sus propiedades para la salud. La industria agroalimentaria lo sabe y no ahorra esfuerzos químicos en lograr alimentos atractivos más que saludables.

Uno de mis pacientes, por consumir la *mozzarella* más apetitosamente blanca que encontraba en el supermercado, ignoraba que el blanqueante que usa la industria para este producto se oculta bajo el críptico epígrafe E171, que no es otra cosa que nanopartículas de titanio.

Todo surgió al comprobar que en una analítica muy completa de metales que se había realizado se encontraban niveles elevados de este metal. La explicación nos la dieron sus nada inusuales gustos gastronómicos italianos.

Algunos alimentos están llenos de moléculas tóxicas que se añaden de forma no deseada durante el largo proceso de producción agroalimentaria, transporte o almacenamiento. Las técnicas son muy diversas. Para conseguir una manzana más atractiva se utilizan insecticidas. Para conseguir un maíz intensamente amarillo se recurre a técnicas genéticas, al igual que para evitar que el tomate deje de estar terso antes de llegar a la mesa del consumidor. Estas estratagemas no siempre se pueden detectar y evitar.

Los aditivos son sustancias químicas que la industria añade a los alimentos con la finalidad de conservar o modificar sus características organolépticas —color, sabor, olor o textura—.

En Europa hay más de dos mil quinientos codificados con la letra inicial E. En Hispanoamérica se usan otras iniciales SIN —Sistema Internacional Numérico— o su equivalente en inglés (INS) en Estados Unidos. Los números son siempre los mismos, pero las regulaciones y las restricciones pueden cambiar de unos países a otros. Es muy importante leer las etiquetas, donde los aditivos pueden ir especificados por el número E, por el nombre genérico o por ambos. Aunque no todos los aditivos presentan toxicidad comprobada, la sospecha siempre recae sobre una sustancia química que se añade a los alimentos. Cuando se leen las características de algunos de los aditivos sorprende que su origen o características no inviten a limitar su uso.

— La tartrazina (E102) es un colorante amarillo intenso derivado del petróleo (!) que se usa solo o en combinación para dar tonalidades verdes. Se asocia a numerosos casos de hipersensibilidad.

— El glutamato (E621) es un potenciador del sabor que produce una sensación de sabor umami ('sabroso' en japonés) que actúa sobre ciertos receptores cerebrales que incitan a comer más. Aparte de la comida oriental, se introduce en alimentos ultraprocesados de baja calidad para incitar a su consumo.

— El titanio (E171) es un blanqueante que se utiliza en múltiples alimentos, desde la *mozzarella* hasta las gomas de mascar. La toxicidad potencial de las nanopartículas de este elemento puede llegar a ocasionar alteraciones cromosómicas y hasta cáncer de colon en algunos experimentos animales. Por este motivo ha empezado a prohibirse su uso en la Unión Europea.

— El aspartamo (E951) es un edulcorante hipocalórico con un alto contenido en fenilalanina de uso muy extendido. Podría producir agudamente diarrea, y de forma crónica, cáncer si se consume en exceso.

Un paciente vino a mi consulta porque presentaba retortijones abdominales crónicos, acompañados de debilidad, temblores, deterioro cognitivo y sordera progresiva.

En la exploración estaba pálido y era evidente un fino temblor en las manos. La analítica de rutina mostró una anemia importante. En el interrogatorio cuidadoso descubrimos que el paciente, de alta alcurnia, se jactaba de comer siempre con la cubertería de plata usada por la familia durante siglos. Cuando me trajo algunas de las exquisitas piezas que usaba para comer, se podía observar que el alma de plomo sobresalía sobre la plata que cubría algunos tenedores, cuchillos, cucharas y cucharillas.

Con estos datos sospeché que todo estaba causado por la misma intoxicación crónica que había ocasionado cólicos —saturninos— y dejado sordos a ilustres personajes como Beethoven, Goya o Caravaggio. ¡El plomo!

Un estudio analítico de metales puso de manifiesto una gran cantidad de plomo en la sangre, en las heces y en la orina del paciente.

3

EL EJERCICIO FÍSICO

La capacidad de movimiento es una característica diferencial entre los reinos animal y vegetal. Las plantas sobreviven solo si tienen la suerte de crecer en un terreno que les proporcione los nutrientes necesarios para su subsistencia. Sin embargo, los animales tienen la ventaja evolutiva de poder moverse para buscar y recoger el alimento en sitios alejados de su entorno más inmediato. El ejercicio físico es la expresión de esta propiedad singular que consta de tres fases secuenciales.

Una vez hecho el plan de movimiento, la primera fase es de reclutamiento de las neuronas que van a encargarse de estimular los distintos músculos que contraer. La segunda fase es la de contracción propiamente dicha por parte de las fibras musculares que se apoyan sobre la parte del esqueleto que queremos mover. Por último, sobreviene un periodo de mantenimiento y relajación del esfuerzo muscular.

La fase mental de reclutamiento instantáneo y extensivo de neuronas puede mejorar de manera notable fruto del entrenamiento y la concentración, ayudando a liberar más neurotransmisores de los que se generarían de forma automática con el solo deseo de movimiento.

La fase estrictamente física de la contracción también puede mejorarse por medio de los mecanismos de hipertrofia —tener fibras más numerosas— e hiperplasia —tener fibras más potentes—. Ambas situaciones se estimulan con el entrenamiento a base de repetición del esfuerzo con cargas crecientes.

Hay evidencia científica de que la calidad y la duración de la vida dependen estrechamente del buen funcionamiento de la movilidad física. Conviene recordar que al principio de los tiempos la vida de supervivencia no nos exigía entrenar para mantenernos en plena forma física. Hoy en día, no obstante, debido al sedentarismo, el entrenamiento se ha convertido en una de las asignaturas más importantes de la salud que muchos desprecian y suspenden. Por este motivo, me empeño siempre en recalcar la necesidad de dedicar tiempo al ejercicio, incluso si hay que restarlo de otras actividades porque, en cuanto al estado de forma física, no podemos conformarnos con el aprobado raso, debemos —evitando excesos— ir a por la máxima nota que nos permita nuestra genética.

VENTAJAS DEL EJERCICIO SOBRE EL ENVEJECIMIENTO

Aunque no se conocen bien los mecanismos moleculares, sí están suficientemente demostradas las virtudes del ejercicio físico sobre la calidad de vida y la longevidad. Sin embargo, también es una fuente importante de lesiones cuando se realiza sin un plan de entrenamiento concebido por un experto o sin tener en cuenta las limitaciones fisiológicas de cada persona en particular.

Cuando el objetivo no es otro que mantener la calidad de vida y desacelerar el envejecimiento, el ejercicio constante y moderado, para el común de los mortales, es mucho mejor que el intensivo y ocasional. Pero, a veces, no se trata solo de mantener, sino de recuperar las funciones perdidas. Esto exige una estrategia algo diferente y más personalizada.

La inclinación natural por uno u otro tipo de deporte no es suficiente si queremos que el ejercicio físico sea una actividad sostenible en el tiempo sin producirnos lesiones, que van en la dirección contraria a nuestros objetivos.

Dado que siempre existe un tipo de ejercicio que puede realizarse y que el sedentarismo es el principal aliado del sobrepeso, de la diabetes, del colesterol elevado y de los eventos cardiovasculares, todos los pacientes salen de mi consulta con un plan y una rutina semanal de ejercicio cardiovascular y de fuerza.

Aunque el ejercicio, por la liberación de endorfinas y la mejora de la circulación sanguínea, proporciona una sensación de bienestar, obviamente es necesario cierto grado de disciplina para mantenerlo el tiempo suficiente cada día y el número mínimo de días hasta que se adquiera el hábito. Pocas cosas caracterizan mejor a los seres humanos que los hábitos y los rituales. Por eso yo recomiendo sustituir progresivamente los malos hábitos por otros buenos y así el organismo no echará de menos los rituales que, al mismo tiempo que nos da satisfacción repetir, nos genera ansiedad no realizar.

El caminar, cuando lo permitan la condición física y las articulaciones, es probablemente el mejor ejercicio cardiovascular que existe. Pero no es suficiente con caminar diez mil pasos diarios. También en necesario hacerlo a una velocidad adecuada. No se trata de correr, pero sí de ir a paso ligero.

Pasear un perro joven de gran tamaño es la mejor forma de obligarse a caminar varias veces al día a una velocidad razonable. Yo recomiendo a mis pacientes menos motivados que adopten un perro, que los va a obligar a adquirir el hábito de caminar con regularidad.

Nadar es otro ejercicio que se puede realizar en verano —y en invierno, si se tiene disponible una piscina climatizada— y con riesgo de lesiones prácticamente inexistente —salvo los cabezazos contra la pared de la piscina por no ver o calcular bien la llegada—.

Caminar, nadar y bailar son los tres tipos de ejercicios cardiovasculares que prescribo más a menudo a todos mis pacientes con independencia de su edad.

Es fundamental crear una rutina semanal asumible. Lo ideal es dedicar más días al ejercicio —cuatro a la semana— que a la vida sedentaria y al menos el 10 % del tiempo que estamos despiertos —una hora y media—, para que pueda desarrollarse el hábito de hacer ejercicio de forma continuada.

¿CARDIOVASCULAR O DE FUERZA?

En cuanto a la naturaleza del ejercicio, cuando se trata de mantener las funciones del aparato cardiovascular y osteomuscular, lo ideal es combinar ambos.

Los gustos personales de cada individuo y la accesibilidad a los distintos escenarios deportivos no deberían ser el único consejero al que hay que recurrir para planificar las rutinas que van a proporcionar un mayor rendimiento.

La anatomía del esqueleto y el tipo de fibras musculares —lentas o rápidas— son muy importantes para recomendar un tipo de ejercicio u otro.

Las personas con articulaciones más flexibles se pueden beneficiar, por ejemplo, del yoga; mientras que la bicicleta o la natación pueden ser los deportes de elección en pacientes dotados de una mayor capacidad aeróbica.

Un entrenador personal debe ser capaz de valorar estos aspectos y aconsejar el ejercicio más adecuado. Además, en nuestro laboratorio de genómica, somos capaces de determinar el tipo de polimorfismo asociado con mayor rendimiento en ejercicios de velocidad o de resistencia para realizar una recomendación más individualizada.

Me remitieron un paciente obeso de mediana edad porque, a pesar de nadar más de una hora cada día, no conseguía mejorar ni su peso ni su capacidad física. Su médico general quería descartar algún problema cardiaco o endocrinológico que justificara esta falta de resultados palpables que hicieron que el paciente abandonara progresivamente la práctica del deporte.

Todas las hormonas estaban en rango normal para su edad. Hicimos un ajuste calórico de su dieta en función del metabolismo basal, pero, en general, la calidad de la alimentación era aceptable. Realizamos un estudio genómico muscular en el que se detectó un polimorfismo desfavorable con el gen ACTN3.

El gen ACTN3 se encarga de producir la alfa-actinina 3, una proteína necesaria para la formación de fibras musculares de contracción rápida. Es decir, que el paciente estaba mejor dotado para deportes explosivos —esprint— que para actividades de resistencia como las que estaba practicando.

Le recomendamos pasarse de la natación al tenis y con esta simple medida conseguimos que se sintiera más cómodo y satisfecho con sus logros deportivos, lo que redundó en mejor adhesión al ejercicio y, a su vez, una pérdida mantenida de peso y, tras dos años, alcanzar sus objetivos de peso.

El ACTN3 es el gen de la velocidad que incluso se ha podido introducir en el organismo por medio de técnicas de transferencia de material genético parecidas a las que usan las nuevas vacunas de ARN frente al coronavirus —el llamado dopaje genético para mejorar el rendimiento deportivo de atletas de alta competición es ya una realidad que, curiosamente, también podría ser detectado con pruebas antidopaje muy complejas, pero disponibles en algunos laboratorios de referencia—.

Hay otros genes que se pueden estudiar en los paneles de genómica del ejercicio físico, como son el gen ECA, que actúa sobre la función cardiovascular y la respuesta al entrenamiento; el gen PPARgamma, cuya sobreexpresión disminuye los triglicéridos y aumenta la capacidad oxidativa de los músculos; el gen AMPD1, que actúa sobre la degradación de los nucleótidos de adenina y la regulación de la glucólisis muscular; el gen GDF8 —miostatina—, que actúa como regulador negativo del crecimiento del músculo esquelético. Una pérdida de función de este gen puede mejorar el rendimiento y la fuerza muscular; o el gen HFE —hemocromatosis—, que se relaciona con la absorción de hierro y un mejor rendimiento deportivo.

BENEFICIOS DEL EJERCICIO

El ejercicio cardiovascular aumenta la capacidad para aprovechar el oxígeno y disminuye el estrés oxidativo, incrementa el consumo de grasas, contribuye a la reducción de la presión arterial y, a través de la mayor producción de óxido nítrico, colágeno y elastina, mejora la vascularización miocárdica y reduce la formación y ruptura de las placas de ateroma en las arterias coronarias.

Los efectos sobre la circulación del corazón, aun siendo los más importantes, lamentablemente no son valorados por el paciente, y como muchas medidas preventivas, a menudo son despreciadas porque en apariencia ocupan mucho de nuestro tiempo y nos dan poca gratificación. De este error solo se puede salir contrastando la información disponible al respecto.

Por fortuna, otra cosa ocurre con la mejoría de la eficiencia de la contracción del corazón y la resistencia de los grandes vasos, que sí consigue unos efectos subjetivos muy llamativos, en especial la resistencia al esfuerzo, algo que se nota fácilmente cuando el paciente camina por un sendero, sube escaleras, se apresura a cruzar un paso peatonal o cuando hace el amor.

Cuando se estudia el impacto de la capacidad funcional cardiovascular en grandes series de individuos, se comprueba que la disminución de la esperanza de vida a los diez años puede ser de más del 20 % entre el mejor y el peor de cinco grupos —muy mala, mala, promedio, buena y excelente—. Lo más interesante, sin embargo, es que el mayor provecho se obtiene cuando se pasa del grupo muy malo al malo, mientras que los otros saltos solo aportan pequeñas diferencias. La conclusión práctica es que los que más se benefician de cambiar de grupo son los que están muy mal, o dicho al revés, perder capacidad funcional es especialmente preocupante cuando pasas del grupo malo al muy malo.

Si comparamos la ganancia de longevidad que se obtiene con el ejercicio cardiovascular —hasta 20 % en diez años— con otras circunstancias que normalmente nos preocupan más a los médicos, como el tabaco, la diabetes, el colesterol o la hipertensión, los resultados en términos de ganancia de años de vida que se obtiene no son muy diferentes a los del ejercicio, siendo esta última circunstancia mucho más fácil de conseguir y, sobre todo, sin la necesidad de medicamentos con importantes efectos indeseables o intervenciones médicas muy costosas.

Para medir la capacidad funcional cardiovascular basta con realizar el famoso test de Cooper modificado para realizarlo fácilmente en el gimnasio con un tapiz rodante, con una inclinación del 1 % —para compensar el efecto de las condiciones exteriores— y corriendo a una velocidad constante que consuma inmediatamente por debajo del 80 % del oxígeno que somos capaces de aportar —momento límite en el que suele aparecer la dificultad respiratoria—. Se debe realizar la carrera durante exactamente doce minutos, midiendo después la distancia recorrida en ese tiempo. Un resultado entre mil trescientos y mil seiscientos metros para un varón de cincuenta años lo estratifica en un punto seguro —de mil cien a mil cuatrocientos para las mujeres—, pero si se trata de un varón entre treinta y cuarenta años, la exigencia sube de mil quinientos a dos mil —mil cuatrocientos a mil setecientos para las mujeres—. Dado que la prueba dura la quinta parte de una hora, para calcular la velocidad media en kilómetros por hora a la que hay que marchar, basta multiplicar el objetivo de metros —en kilómetros— por cinco. Es decir, que un varón de más de cincuenta años deberá ser capaz de correr, sin fatigarse, a un mínimo de seis kilómetros y medio por hora.

EFECTOS SOBRE EL PESO

El ejercicio cardiovascular es una de las patas esenciales del cuadrilátero del peso, que está formado por otras tres más, que son la alimentación, el control de las emociones y el sueño. La masa corporal es tal vez el factor que aisladamente tiene una mayor influencia sobre la calidad y la longitud de la vida.

Hay numerosos estudios prospectivos que correlacionan el índice de masa corporal —peso en kilogramos dividido por el cuadrado de la estatura en metros— con la esperanza de vida. Se ha podido comprobar que en los pacientes con sobrepeso inaceptable —entre treinta y treinta y cinco kilogramos por metro cuadrado— se divide por 1,5 la expectativa de supervivencia con respecto a la población con normopeso —entre veinte y veinticinco kilogramos por metro cuadrado—. La asociación estadística es exponencial, de tal manera que los pacientes con obesidad mórbida —mayor de treinta y cinco kilogramos por metro cuadrado— pueden llegar a dividir sus expectativas por dos. Curiosamente, la curva tiene una morfología en J, así que los sujetos excesivamente delgados —menor de veinticinco kilogramos por metro cuadrado— también sufren una reducción significativa de sus expectativas de longevidad.

Una pareja me solicitó un plan conjunto de salud para enlentecer el envejecimiento que empezaba a hacer mella en su salud en general y en sus rostros en particular. Él tenía cuarenta y cuatro años y ella era siete años menor.

Sorprendía que, aunque la mujer sufría de obesidad mórbida, el peso del hombre era adecuado. Cuando les enseñé los resultados de la gráfica de peso y longevidad, pudimos comprobar que, dado que la expectativa de vida en España es de ochenta años para los varones y de ochenta y cinco para las mujeres, se daba la paradoja de que —en términos estrictamente estadísticos— él todavía tendría la oportunidad de disfrutar de treinta y seis años, mientras que ella estaba perdiendo la mitad de los años que le quedaban teóricamente por vivir —de cuarenta y ocho reducía sus expectativas a veinticuatro—. Es decir, que a pesar de ser ella la predestinada a sobrevivir a su marido durante doce años —siete por ser más joven y cinco más por ser mujer—, se estaba dando el contrasentido de que —de seguir las cosas sin cambiar— estaban perdiendo la posibilidad de compartir doce años maravillosos de vida en común debido a la previsible muerte prematura de ella.

Este argumento fue suficiente para que la mujer tomara conciencia del problema y empezara a perder peso con el programa individualizado prescrito. Para alegría de todos, cuatro años después, las curvas volvían a cruzarse y ambos compartían ya treinta y dos años de esperanza de vida.

A veces no somos conscientes de que en un porcentaje muy importante podemos ser los artífices de nuestro propio destino, a pesar de otros designios más deterministas.

El ejercicio viene a favorecer el equilibrio energético que debe existir entre ingresos y gastos. No obstante, debemos recordar que la producción de energía es mucho más eficiente que la pérdida. Nuestro cuerpo es una máquina perfecta de almacenar y ahorrar energía, situación que fue muy útil en los tiempos de cazadores-recolectores, pero que en el momento presente puede ser contraproducente. Por ejemplo, con una caminata de una hora se queman por término medio tan solo trescientas calorías, que es el equivalente a dos copas de vino o cuatro galletas de chocolate.

Mejorar la masa muscular en detrimento de la grasa también resulta útil para mantener el peso, ya que el metabolismo basal del músculo puede llegar a ser diez veces más elevado que el de la grasa, de tal forma que cada vez que transformamos la grasa en músculo estamos mejorando la eficiencia energética del metabolismo basal.

Un MET es una unidad de medida que permite calcular el consumo de oxígeno y que es igual a la cantidad de oxígeno consumido por minuto por una persona en estado de reposo.

Hay calculadoras disponibles *online* que estiman de forma bastante exacta el metabolismo basal. En la consulta disponemos de procedimientos relativamente sencillos que cualquier paciente puede realizar sin dificultad para calcular el metabolismo basal de una forma más directa y adecuar la dieta y el ejercicio a las necesidades individuales.

EFECTOS SOBRE EL APARATO OSTEOARTICULAR

El ejercicio físico adecuado tiene efectos importantes sobre las articulaciones, mejorando la flexibilidad y resistencia que se deterioran con el paso de los años por uso o abuso.

Los estiramientos clásicos, antes y después de iniciar una rutina de ejercicios, son fundamentales para evitar rigideces en el sistema muscular y ligamentoso, especialmente en las personas de más edad o peor entrenadas. Yo siempre recomiendo estiramientos con pilates o con técnicas de artes marciales como taichí o chi kung, con el valor añadido del control de la mente, la respiración y el estrés.

Por otra parte, está bien demostrado que la osteoporosis puede minimizarse por medio del ejercicio muscular, en especial el que ocasiona microtraumatismos sobre el hueso esponjoso, como ocurre al saltar la comba —con calzado adecuado— o al bailar. El sedentarismo y el encamamiento prolongado son las dos causas responsables más importantes de osteoporosis.

El otro aspecto en la prevención de las fracturas es la mejora de la fuerza muscular. Mantener una musculatura fibrada y potente nos va a proteger tanto de lesiones articulares como de fracturas. Una persona equilibrada debe ser capaz de soportar la mitad de su peso con cada mano. El motivo es que ante una caída, si somos capaces de contraponer la fuerza de nuestros antebrazos al peso del cuerpo, entonces el impacto de la caída no recae sobre los huesos, evitando fracturas que en edades avanzadas de la vida pueden llegar a ocasionar indirectamente la muerte.

Una paciente de sesenta y cuatro años, a pesar de haberle insistido en que realizara ejercicio de fuerza, no me había hecho demasiado caso. Se excusaba diciendo que caminaba a diario unos ocho mil pasos a una velocidad adecuada.

Un día me llamó desde Tailandia porque había sufrido una caída fortuita que le había ocasionado una fractura de cadera. Me preguntó sobre lo que debería hacer y yo, lógicamente, le recomendé que se operara en Bangkok, ya que el traslado en avión-ambulancia hasta España sería largo y peligroso. Finalmente, como no estaba muy conforme con el hospital donde había sido trasladada de urgencias, decidió pedir la repatriación a su compañía de seguros de viaje.

Cuando llegó a España, pese a haber estado usando correctamente anticoagulación profiláctica con heparina de bajo peso molecular, después de la intervención sufrió una importante trombosis venosa con embolia pulmonar que la obligó a estar en la unidad de cuidados intensivos durante diez días. Finalmente, su vida pendió de un hilo, pero se recuperó, aunque después de pasar por una sepsis y quedarse con una extremidad más larga que la otra.

Todo este sufrimiento tal vez podría haberse evitado con un poco de ejercicio que contrarrestara el impacto sobre las escarpadas escaleras que le ocasionaron la caída mientras contemplaba la dorada silueta del bello templo de Wat Arun.

Los dinamómetros son aparatos sencillos que nos permiten conocer el estado de la contracción muscular. Apretar la pinza manual contra la resistencia de unos muelles es suficiente para calcular este sencillo biomarcador que puede salvar una vida. Como se trata de obtener un resultado con cada mano igual a la mitad del peso corporal, para conseguir los objetivos podemos mejorar la fuerza y/o disminuir el peso.

Cuando les hago la prueba del dinamómetro a algunos de mis pacientes, sobre todo los que no consiguen superarla, siempre me preguntan por la mejor manera de entrenar las manos. Yo les digo que no se trata de una cuestión local. Recordemos otra vez que la contracción muscular no es tan sencilla, se requieren básicamente tres pasos.

Uno, el más evidente, es la contracción de la mano en sí misma y depende de la cantidad de fibras musculares y la eficiencia que se tenga en la musculatura del antebrazo y los músculos intrínsecos de la mano. También depende de que las fibras predominantes en el músculo sean del tipo 1 —de contracción lenta— o del tipo 2 —de contracción rápida—. Esto lo podemos investigar en la clínica de manera fácil con los estudios genómicos de los polimorfismos.

Por último, el reclutamiento de neuronas en el área motora es un proceso fundamental que también se puede entrenar. El fenómeno de la contracción muscular se pone en marcha con una serie de señales electroquímicas a lo largo de las neuronas de la corteza motora que se extiende hasta el tronco del encéfalo —donde cruzan al lado contrario— y siguen su camino hasta la médula espinal. Estas llamadas primeras neuronas desencadenan otra reacción química sobre una segunda neurona que comienza en una estructura llamada soma y se dirige hasta cada músculo en particular. El estímulo corre a través de una estructura llamada axón, que es la que al final se ramifica y libera las sustancias al espacio —presináptico— que se sitúa entre la neurona y la fibra muscular que se quiere estimular. El neurotransmisor que utilizan tanto la primera como la segunda neurona es la acetilcolina, sobre la que se puede actuar farmacológicamente.

La contracción muscular se puede hacer más eficiente por medio del entrenamiento y aportando la necesaria cantidad de moléculas que se necesita para realizar una contracción adecuada, con especial importancia para el calcio, el fósforo y el magnesio.

Las fibras musculares se pierden, mantienen o hipertrofian en función de factores como el estrés metabólico al que son sometidas y la disponibilidad de las sustancias que se necesitan como aminoácidos —mayormente los ramificados, como la valina, leucina e isoleucina—.

Por el sencillo procedimiento de repetición y fuerza progresiva, ajustado a las necesidades de cada individuo, podemos conseguir el rendimiento deseado.

EFECTOS SOBRE EL ESTRÉS

El ejercicio físico ejerce importantes efectos positivos sobre el estrés. Durante su práctica se liberan endorfinas y encefalinas, que son hormonas de corta duración que actúan sobre el bienestar a estímulos como el ejercicio, parecido a lo que se produce tras la defecación, la actividad sexual y, especialmente, las actividades que promueven la relación por medio de respiración consciente y profunda con técnicas orientales como el chi kung, el yoga, el pranayama, la reflexología podal y la acupuntura, entre otras.

La manera más generalizada de aliviar el estrés es por medio del ejercicio físico. Para conseguir efectos positivos también sobre el sueño es mejor que el ejercicio se realice por la mañana y no por la noche.

EFECTOS SOBRE EL DETERIORO COGNITIVO

Numerosos estudios han demostrado que el ejercicio constante y moderado es uno de los factores modificables más importantes para prevenir el alzhéimer.

La capacidad de pensamiento, el razonamiento y el aprendizaje mejoran incluso en personas sanas. Además, se demuestra cómo aumenta el tamaño del hipocampo, que es una de las zonas asociadas al proceso de la memoria. En las personas con alto riesgo de desarrollar alzhéimer se han descrito retrasos en la aparición de los síntomas o ralentización del avance de la enfermedad.

En definitiva, la actividad física supone un factor preventivo de la demencia con dos componentes: por una parte, el derivado del entrenamiento de las neuronas que participan en el reclutamiento y contracción de las unidades motoras, con los consiguientes beneficios sobre la movilidad, el equilibrio y la masa muscular; y por otra, los efectos indirectos beneficiosos sobre los demás factores de riesgo como el sobrepeso, la diabetes y la inflamación.

El ejercicio que recomiendo cuando existen antecedentes o predisposición al alzhéimer es el baile, ya que a los beneficios adicionales que aporta la actividad física se unen una mejora en la concentración, el equilibrio, la memoria y, en especial, la disminución del estrés físico y mental gracias al potente efecto relajante que aporta la danza. Cuando la actividad es placentera y con capacidad de socialización, las probabilidades de fidelizar al paciente son infinitamente mayores que con protocolos aburridos en soledad.

Se han comprobado efectos positivos en menos de un año con un programa de danza latina en pacientes con alzhéimer, en los que mejora de manera llamativa su memoria de trabajo, un tipo de recuerdo de corto plazo que nos permite incorporar pequeñas cantidades de información a la memoria mientras estamos ocupados con otras tareas.

Si no se sabe bailar, hay que aprender; si no gusta el baile, hay que insistir, porque los efectos favorables vienen dados por la mejora de la capacidad rítmica que normalmente está bajo mínimos en las personas que no disfrutan con el baile. Si no se tiene pareja de baile, también se puede bailar solo. No hay excusas para no bailar, disfrutar de unos minutos de relajación, mejorar la forma física y prevenir la demencia.

LA POSTURA CORPORAL

La alineación simétrica del cuerpo con la vertical y la horizontal es fundamental en la calidad de vida porque los desequilibrios ocasionan deformidad y dolor, ambos inherentes al proceso de envejecimiento.

Con los modernos sistemas de fotografía tridimensional que no usan radiación, asequibles en las clínicas modernas, ahora podemos determinar con exactitud la situación de cada individuo y planificar con un programa realizado por un experto en fisioterapia los ejercicios adecuados de reposición de la postura fisiológica que impidan dolores a lo largo de la columna vertebral, así como a la vez mejorar el aspecto físico y desacelerar el envejecimiento.

Pocas cosas envejecen más que una espalda encorvada hacia delante y una marcha renqueante por dolor de caderas o rodillas. A veces la deformidad de la postura se debe a un acortamiento congénito —o quirúrgico— de un miembro con respecto al contralateral. Esto requiere de una apropiada evaluación por parte del traumatólogo o podólogo que resulta obligada antes de atribuir a desequilibrios osteomusculares una determina alteración de la postura corporal.

LA SARCOPENIA

Con el paso de los años, debido al enlentecimiento de los procesos oxidativos, la disminución de la actividad hormonal, la pérdida del equilibrio metabólico, con menor poder anabólico —ganancia— y mayor actividad catabólica —pérdidas—, ocurre en el cuerpo un llamativo fenómeno de pérdida de masa y fuerza muscular llamado sarcopenia. Es una causa de fragilidad física que se puede contrarrestar por medio de la práctica del ejercicio constante y moderado y la suplementación de aquellas moléculas deficitarias en el sistema hormonal y en la alimentación.

La glutamina es el aminoácido más abundante en el músculo. No es esencial, así que puede sintetizarse en el hígado, mientras que los aminoácidos de cadena ramificada (BCAA) constituyen la tercera parte del músculo esquelético y sí son esenciales, pero normalmente la concentración en el organismo es adecuada porque, aunque no se sintetizan en el hígado, sí se ingieren de forma correcta con la dieta. Son tres: valina, leucina e isoleucina. Sus efectos en la sarcopenia también podrían estar mediados por un efecto de disminución de la serotonina en el hipotálamo. En ocasiones de mayor demanda proteica —cuando se busca mejorar la musculación o en grandes quemados—, es necesario realizar la suplementación. Cada vez es más aceptado que los 0,8 g/kg de proteínas diarias no es suficiente para prevenir la sarcopenia en los pacientes de mayor edad, a quienes, por tanto, debemos suplementar con preparados hiperproteicos inmediatamente después de hacer el ejercicio.

Otras moléculas como el-hidroxi-beta-metilbutirato (HMB), la creatina y los ácidos grasos poliinsaturados omega 3 también han sido asociadas con un incremento de la masa muscular en algunos estudios.

El ácido ursólico, presente en la piel de la manzana y en algunas hierbas —orégano y tomillo—, parece ser que estimularía el anabolismo —síntesis— de proteínas musculares y podría ser también de utilidad en la sarcopenia.

Dentro de los minerales fundamentales para evitar la sarcopenia se citan siempre el selenio, el magnesio y el calcio.

Las hormonas juegan un papel muy importante en el equilibrio anabólico —cortisol, testosterona, hormona de crecimiento— y el catabólico —insulina y tiroxina—, que se va perdiendo con los años y que yo recomiendo controlar de forma periódica a todos mis pacientes que quieren estar en un estado óptimo. La dehidroepiandrosterona (DHEA) es un precursor de testosterona que mejora el cociente cortisol/testosterona y parece efectivo en el control de la sarcopenia.

Los bajos niveles de vitamina D asociados a elevación de hormona paratiroidea (PTH) se consideran un factor de riesgo de sarcopenia en los pacientes de mayor edad.

La pentoxifilina, la talidomida y el megestrol, que disminuyen la producción de interleucinas (IL1, IL6), así como de factor de necrosis tumoral (TNF), también se recomiendan en algunos pacientes refractarios.

La rutina semanal mínima

En definitiva, una rutina de ejercicios semanales adaptada al estilo de vida de cada persona que lleve aparejada tanto ejercicio cardiovascular como de esfuerzo es la mejor manera de garantizarnos una vida saludable y prolongada.

Las rutinas pueden empezar por cuarenta y cinco minutos de ejercicio cardiovascular de campo —caminar, nadar— o de aparato —cinta, elíptica, remo—, cuatro días a la semana, acompañados de un mínimo de quince minutos diariamente de ejercicio de fuerza —flexiones, sentadillas y planchas— en el gimnasio o en el cuarto de baño. ¿Quién no dispone de quince minutos antes de tomar la ducha?

Con esta rutina se debería conseguir el aprobado en longevidad. Es decir, un test de Cooper en el nivel aceptable que permita recuperar ese 20 % de mortalidad a los diez años que el sedentarismo nos hace perder; a la vez que una fuerza muscular suficiente para sostener con soltura el 50 % de nuestro peso con cada mano, en caso de una caída accidental. Para aquellos que deseen sacar notas más elevadas, obviamente se debe dedicar más tiempo y realizar técnicas más complejas.

Es deseable que sea un experto, con la ayuda de biomarcadores y pruebas de laboratorio, el que de acuerdo a las características corporales indique cuál es la mejor rutina en términos de tiempo, carga y repeticiones, que son los parámetros con los que se pueden optimizar los resultados.

Como siempre, si la alimentación es perfecta, no hará falta suplementar ningún micronutriente. Sin embargo, será el nutricionista quien decida si es conveniente y necesario proporcionar aminoácidos y oligoelementos específicos.

Queda reservada para el médico la necesidad de estudio y corrección de los neurotransmisores y hormonas que participan en el proceso de contracción muscular.

4

LA GESTIÓN
DE LAS EMOCIONES

Pocos dudan del impacto negativo del estrés físico y mental sobre la calidad de vida y la longevidad. Sin embargo, es muy difícil mantenerse ajeno a circunstancias potencialmente estresantes. De tal modo que lo más importante es poner de manifiesto que muchas de las actividades que permiten gestionar mejor las emociones y oponerse al estrés son capaces de revertir de forma medible ciertos biomarcadores de longevidad, tales como la longitud de los telómeros. En definitiva, existe una doble evidencia científica que confirma no solo el aspecto nocivo del estrés sobre la longevidad, sino el hecho de que una buena gestión de las emociones es capaz de desacelerar el envejecimiento.

El estrés es como la energía, ni se crea ni se destruye, solo se transforma. Es una respuesta inicialmente positiva para dar la mejor versión de nosotros mismos y para solucionar los problemas que se nos presentan de manera cotidiana. Es decir, el estrés no siempre es negativo. Cierto grado de estrés, en su justa medida, puede hacernos mejores. Por ejemplo, el tener una fecha límite para hacer un trabajo; o un estudiante o becario que haga preguntas inoportunas;

o un compañero más listo que compita con nuestro puesto de trabajo; o un ser amado que nos demande cariño. Todas estas circunstancias bien gestionadas podrían tener un impacto positivo. El problema surge cuando se exceden las posibilidades de reacción y se cronifica el estrés.

EFECTORES DEL ESTRÉS

El estrés es una cascada emocional de neurotransmisores generados por un estímulo que pone en marcha unos efectores neurovegetativos y endocrino-metabólicos, que serán los que, a la postre, disminuyan la calidad de vida y aceleran el envejecimiento.

Vivimos en un equilibrio emocional inestable. Así que, dependiendo de la intensidad de las circunstancias y de la fortaleza de ese equilibrio, prácticamente cualquier cosa podría desequilibrarnos. Podemos agrupar las situaciones que nos estresan en media docena de categorías que van desde los estresores individuales —como el tipo de personalidad—, familiares —la pareja, los hijos, los padres y otros familiares—, pasando por los sociales —los amigos y los enemigos—, laborales —los compañeros, la empresa— y nacionales —política, idea de país— para terminar en los más trascendentales —filosofía y religión—.

Cuando se les pregunta a individuos en situación terminal —por un cáncer u otras enfermedades— qué es lo que más sienten no haber podido hacer y que ya no tiene remedio, la respuesta mayoritaria es no haber podido dedicar más tiempo a la familia y a los amigos. Este dato viene a corroborar lo que yo aprecio en la consulta, y es que el estrés laboral, en general, es el más importante por frecuencia y consecuencias.

Un empresario autónomo prácticamente había renunciado a su vida fuera del ámbito laboral hasta el punto de comer y cenar siempre con socios, clientes o compañeros de trabajo. Dormir y despertarse pensando en los proyectos, abandonar cualquier actividad lúdica o deportiva por falta de tiempo y, por supuesto, dejando a amigos y familia en el último eslabón de sus prioridades. Este tipo de personas adictas al trabajo suelen ser perfeccionistas, competitivas y narcisistas, así que no suelen reparar en las consecuencias para su salud física y mental, ignorando que aunque el trabajo les da satisfacción, patrimonio y poder, lo es a costa de otros valores como la salud.

Yo recomiendo a este tipo de pacientes estresados que saquen tiempo para la salud, en su expresión más completa, física, psíquica y social, antes de estar en una situación en la que lo único que puedan hacer es arrepentirse. No se trata de dedicar todo nuestro tiempo a gestionar los efectos nocivos del estrés sobre la salud, pero al menos tener presente lo que dijo Arthur Schopenhauer refiriéndose a esta última: no lo es todo, pero sin ella todo es nada.

Cualquiera que sea la circunstancia estresante, sus consecuencias están limitadas a tres sistemas principales, a saber, el de los neurotransmisores, el neurovegetativo y el hormonal. Aunque muchas de las funciones son reflejas, los tres efectores están interrelacionados y subordinados al control central, mayormente del hipotálamo y la corteza límbica. La región cerebral correspondiente al núcleo accumbens —uno de los componentes principales del circuito cerebral de recompensas— es el nexo de unión entre el sistema límbico de emociones y el sistema de activación motora.

SISTEMA NEUROTRANSMISOR

Las emociones están controladas por los neurotransmisores y las hormonas, que se solapan muchas veces en las respuestas provenientes del hipotálamo, la amígdala y la corteza prefrontal medial. Un beso en la nuca de un bebé o de tu pareja puede ocasionar una respuesta amorosa insospechadamente duradera por la liberación de oxitocina. Las endorfinas ayudan a superar el dolor en situaciones de estrés. La dopamina controla la afectividad, la ingesta de alimentos, la actividad muscular, la atención y el aprendizaje. La serotonina es el neurotransmisor que da equilibrio a las emociones placenteras y al estado de ánimo. El GABA es un neurotransmisor facilitador que ocasiona relajación y alivio del dolor y la ansiedad con un estado de ánimo equilibrado. El glutamato es el neurotransmisor más abundante de las sinapsis excitatorias del sistema nervioso central. Actúa sobre la información emocional e interviene en la memoria y su recuperación. La histamina es un neuromodulador que participa en el ciclo del sueño-vigilia y en la relajación y los estímulos dolorosos. La noradrenalina es un neurotransmisor —comunicación local interneuronal— y a la vez una hormona —efecto sobre órganos distantes— con capacidad excitatoria e inhibitoria—. Como hormona participa en las respuestas neurovegetativas, y como neurotransmisor, en el sistema de mantenimiento de la conciencia, la atención y la vigilancia.

SISTEMA NEUROVEGETATIVO

Hay dos sistemas neurovegetativos: el simpático y el parasimpático. Ambos cuentan con dos neuronas, una primera localizada en el sistema nervioso central, cuyo neurotransmisor común es la acetilcolina. Por su parte, el neurotransmisor liberado por la segunda neurona es diferente en ambos sistemas y es el que determina que la respuesta vegetativa sea diferente. A saber, noradrenalina con el simpático y acetilcolina con el sistema parasimpático.

Una diferencia importante es que las segundas neuronas del simpático son fibras largas, justo lo contrario a lo que ocurre en el sistema parasimpático, que tiene una primera neurona muy larga agrupada en nervios, el más representativo de los cuales es llamado nervio vago, que presenta segundas neuronas muy cortas localizadas en el mismo entorno de las vísceras que inerva.

Esta circunstancia favorece que estas fibras cortas se localicen en su mayoría en el tubo digestivo, que cuenta así con más de cien millones de neuronas. El sistema de neuronas digestivas es conocido —con propiedad— como «segundo cerebro», ya que agrupa más elementos neuronales que la médula espinal y solo es superado en número por el propio cerebro, que a su vez tiene mil veces más neuronas que el tubo digestivo.

Este fenómeno explica por qué las emociones afectan con tanta fuerza al tubo digestivo y, a la inversa, por qué los alimentos, la digestión y la absorción de nutrientes pueden afectar en gran medida al estado de ánimo y a nuestra calidad de vida.

De forma simplificada se puede afirmar que los dos sistemas neurovegetativos —simpático y parasimpático— casi siempre mantienen una relación antagónica en cuanto a su funcionamiento. De tal modo que el simpático se encarga de ejecutar las señales de alarma generadas por el estrés, mientras que el parasimpático —acetilcolina— se encarga de la recuperación del estado de equilibrio.

Por ejemplo, la frecuencia y la fuerza cardiaca y respiratoria aumentan con el simpático y disminuyen con el parasimpático. Sin embargo, la estimulación de las contracciones y la relajación de los esfínteres del aparato digestivo y urinario están favorecidas por el sistema parasimpático. Otras funciones involuntarias son el tamaño de la pupila del ojo —aumenta por el simpático—, la salivación —se incrementa con el parasimpático—, la sudoración —la acrecienta el simpático— y la eyaculación y las contracciones vaginales —son favorecidas por el sistema simpático—. Por último, el sistema simpático produce la dilatación de los vasos sanguíneos de los músculos, pero hace lo contrario con el riego sanguíneo del tubo digestivo.

Desde el punto de vista metabólico, la liberación de glucosa para su consumo está facilitada por el simpático, mientras que el almacenamiento de energía se lleva a cabo por el parasimpático. Por ejemplo, la respuesta de estrés simpático con elevación de la frecuencia cardiaca, parálisis de la digestión y mejoría de la vascularización de la musculatura, acompañada de un importante aporte de glucosa de origen hepático como fuente energética, es esencial para huir —o luchar— contra un enemigo. No obstante, superar los límites o mantener la respuesta en el tiempo resultan contraproducentes.

Cuando el sistema está equilibrado, la armonía es la consecuencia inmediata; sin embargo, si las señales de alarma se mantienen, aparece la situación de resistencia y, eventualmente, de agotamiento —*burn-out*—.

SISTEMA HORMONAL

El otro efector del estrés es el sistema hormonal. Las hormonas se caracterizan, a diferencia de los estímulos neurovegetativos, por ser sustancias liberadas en órganos distantes que inundan el torrente sanguíneo con moléculas que, finalmente, ejercen sus efectos metabólicos en células que se encuentran en órganos alejados de las glándulas productoras de hormonas.

Las glándulas suprarrenales son órganos que se encuentran cabalgando sobre cada uno de los dos riñones. Se encargan de producir cortisol en la parte externa de la glándula —corteza— y adrenalina en la parte interna —médula—, como respuesta a estímulos vegetativos simpáticos.

La adrenalina aumenta la frecuencia cardiaca y la presión arterial. El cortisol ocasiona elevación de la glucosa en la sangre proveniente del hígado. También tiene importantes propiedades antiinflamatorias, aumenta la disponibilidad de sustancias que reparan los tejidos y suprime el sistema digestivo y el reproductor, así como los procesos de crecimiento.

El cortisol disminuye la inmunidad tan gravemente como los tratamientos que usamos en los pacientes trasplantados o con enfermedades autoinmunes. De ahí la aparición de pequeñas infecciones latentes como el herpes o más graves como neumonías en fumadores cuando están sometidos a estrés. Muchas moléculas anticarcinógenas también se ven inhibidas por el cortisol, dando como resultado una mayor incidencia de cáncer en los pacientes sometidos a estrés crónico.

Mención aparte merece la DHEA —dehidroepiandrosterona—, que es un precursor de la cadena de síntesis de las hormonas esteroideas, entre la pregnenolona y la testosterona, a la que se atribuyen propiedades específicas sobre la sensación de bienestar y felicidad. En distintos cuestionarios en los que se identifican individuos con bajas puntuaciones en estas emociones, curiosamente se detectan también los valores plasmáticos más bajos. Por este motivo es conocida como la hormona de la felicidad. Aunque faltan estudios que corroboren estos hallazgos, yo siempre mido esta hormona en los pacientes estresados e infelices con signos de envejecimiento acelerado. Intento mantener las concentraciones de DHEA en los niveles más altos del rango fisiológico. Otro problema es encontrar la formulación adecuada y segura para hacerlo.

Todas las hormonas están interrelacionadas. El pico del iceberg del estrés aparece en varones adictos al trabajo con personalidad competitiva y muy hostil que presentan, así mismo, estilos de vida poco saludables en los que estamos viviendo una verdadera epidemia de problemas de fertilidad, incluso a edades jóvenes.

La realización de estudios de semen —espermiograma— a estos pacientes estresados nos permite identificar una llamativa pérdida de volumen y de elementos celulares, así como la presencia de formas anómalas con pérdida de la cola y falta de movilidad. La prevención de la infertilidad a veces pasa simplemente por una mejor gestión de las emociones.

Las hormonas sexuales también participan en la mala gestión de las emociones, en especial en sujetos con mucha testosterona —natural, por estrés físico o por abuso farmacológico— o elevación de las hormonas estimulantes (FSH, LH), que paradójicamente aumentan en la menopausia/andropausia y son las responsables de la labilidad emocional, la irritabilidad y mala tolerancia a la frustración que ocurre en esta época de la vida. La solución a este problema es mayormente médica, con la oportuna sustitución hormonal siempre que sea posible.

Una mujer de cuarenta y cuatro años se encontraba muy deteriorada físicamente, con pérdida de peso, malas digestiones, palpitaciones y deterioro progresivo de la memoria y el equilibrio emocional. Se quejaba de sofocos constantes que subían desde el tórax hasta la mandíbula. Decía encontrarse muy estresada, de tal forma que cada vez que se ponía nerviosa sin causa aparente le temblaban las manos. Como las reglas empezaban a ser irregulares, su médico de cabecera le dijo que estaba menopáusica y que todo se debía al envejecimiento propio de esa etapa de la vida.

Pues bien, una exploración minuciosa puso de manifiesto unos ojos saltones y la parte anterior del cuello ligeramente aumentada de tamaño. Una sencilla analítica hormonal reveló que sus hormonas sexuales estaban en rango normal. La cuestión estaba en la función tiroidea, que mostraba signos de hiperfunción. Todos los problemas, incluyendo los relacionados con el envejecimiento acelerado, se resolvieron con la oportuna medicación.

Las hormonas tiroideas también son una fuente frecuente de irritabilidad y mala gestión de las emociones. Yo incluyo el examen tiroideo como una parte sistemática del estudio de las personas con estrés, ya que no siempre es aparente la presencia de bocio o antecedentes familiares.

BIOMARCADORES DE ESTRÉS

Hay escalas de estrés percibido que usan los psicólogos. Estas técnicas psicométricas que obtienen los valores en la entrevista con un profesional tienen el valor de ser subjetivas y reflejar la vivencia del paciente, pero menos utilidad cuando queremos medir la magnitud matemática del impacto real del estrés sobre el organismo.

En la consulta yo uso los parámetros que se apoyan básicamente en las respuestas del sistema neurovegetativo. La forma más generalizada de estudiarlos es por medio de la minuciosa evaluación de variabilidad y aceleración del pulso, complementada con otros parámetros como la frecuencia respiratoria y la sudoración.

Para entender cómo funciona este sistema de medición, analicemos tres respuestas distintas de motoristas que están esperando en un paso peatonal a que la luz del semáforo se ponga verde.

Uno de ellos tiene mucha prisa porque ha de sacar dinero y le van a cerrar el banco. Por este motivo, mantiene acelerado innecesariamente el motor de la moto, con el ánimo evidente de querer salir el primero. A esta situación la llamamos estrés físico.

El segundo motorista está pensando en que tiene que ir al banco a pedir dinero prestado y no está seguro de que le vayan a conceder el crédito. En consecuencia, sus dudas las expresa acelerando y desacelerando constantemente su vehículo. Tiene lo que se considera estrés mental.

Por último, el tercer motorista, sabedor de que debe esperar unos segundos, mantiene el motor en reposo al ralentí. Es una persona sin estrés, por tanto, equilibrada emocionalmente. El grado de solapamiento entre grupos es manifiesto.

En la consulta lo que hago es detectar la frecuencia cardiaca con un dispositivo que, además del número de pulsaciones por minuto, detecta si el corazón presenta latidos irregulares —extrasístoles— y, en especial, determina si la frecuencia cardiaca se mantiene en el tiempo o cambia de forma análoga a los acelerones de los motoristas de nuestro ejemplo.

Algo parecido se realiza en la monitorización de las parturientas para detectar si el feto está sometido a un estrés soportable que le permita el paso a través del canal del parto o es necesario realizar una cesárea. En función de la variabilidad de la frecuencia cardiaca fetal, esta prueba de «monitores» cumple la misma misión que la que nosotros hacemos a los pacientes estresados para ver su situación en tiempo real.

Hay individuos que tienen la frecuencia cardiaca acelerada en reposo —por hiperactividad del simpático—, otros que presentan grandes variaciones —por desequilibrio entre los sistemas de resistencia y agotamiento— y otros que mantienen equilibrados los sistemas de alerta —simpático— y recuperación —parasimpático—.

Esta prueba, disponible en nuestra consulta, la realizo a todos los pacientes en la evaluación del envejecimiento, ya que tiene una alta reproducibilidad para determinar si el estrés es físico o mental, a la vez que proporciona un número —de cero a cien— que nos permite comparar el estrés en función del paso del tiempo y de las distintas intervenciones para gestionar mejor las emociones.

Disponemos también de algoritmos más complejos que aportan, con el mismo aparato, información sobre la resistencia a la fatiga y la resiliencia global en función de las curvas de recuperación de la frecuencia cardiaca basal.

El estrés físico está muy relacionado con el número de problemas que tenemos que resolver en un momento dado. Es obvio que, a mayor número de problemas, más estrés. Las tareas no necesariamente deben ser físicas, también pueden ser mentales —lo que crea a veces confusión terminológica con el verdadero estrés mental—.

Un abogado de setenta y ocho años de renombre internacional, que tenía abiertos despachos en diferentes países, vino a la consulta. Su capacidad intelectual era extraordinaria, al igual que su inteligencia emocional. Por lo demás, su vida familiar, social y existencial —creyente practicante— estaba resuelta. Sin embargo, estaba preocupado por la velocidad con la que estaba envejeciendo desde el punto de vista subjetivo. Además, muchos de los biomarcadores que realizamos confirmaban un deterioro importante de sus expectativas de longevidad. Comía muy sano. Alcohol, bebía lo justo. Jugaba al golf todas las semanas. No roncaba, pero tenía despertares frecuentes en el polígrafo nocturno. ¿Cuál era el problema entonces? La prueba de estrés puso de manifiesto noventa y ocho puntos en el *score* de estrés físico y veintitrés en la de estrés mental. Tener la mente ocupada en una veintena de despachos tal vez era la causa de este importante problema de salud.

Siguiendo las recomendaciones de un *coach* —gestor de estrés—, conseguimos que delegara en un consejero las funciones ejecutivas y que él se encargase solo de las grandes decisiones. Fue sorprendente como su puntuación de estrés mejoró al año siguiente, al igual que otros biomarcadores como el colesterol, la proteína C reactiva, el factor de necrosis tumoral, el cortisol, la metilación de su ADN y la longitud de los telómeros.

El estrés mental, por su parte, está más relacionado con el grado de bloqueo de las funciones cognitivas y motoras que ocasionan cada uno de los problemas por separado.

El duelo por la muerte de un familiar, un hijo problemático, una relación de pareja conflictiva o un puesto de trabajo precario, todas estas circunstancias por separado bastan para crear estrés mental y poner en marcha la cascada neurovegetativa, de hormonas y neurotransmisores relacionada con la aceleración del envejecimiento.

Un paciente de treinta y cinco años presentaba muchos síntomas y biomarcadores de envejecimiento acelerado. En la exploración destacaba que, a pesar de que su dieta no era mala y hacía ejercicio constante y moderado con regularidad, el perímetro abdominal estaba aumentado. La valoración del estrés por medio de variabilidad de la frecuencia cardiaca mostraba un patrón de estrés mental. Afirmaba que tenía la sensación de estar alerta y preocupado siempre, especialmente por la noche, situación que le ocasionaba insomnio. Por lo demás, se encontraba feliz en la vida, ya que a su edad había conseguido metas que muchos de sus compañeros de facultad ni imaginaban que podrían conseguirse a esa edad.

Profundizando en el interrogatorio detectamos que había sufrido un episodio de robo con violencia en su juventud que casi había olvidado. El estrés postraumático hace mucho más susceptibles a ciertos individuos a los efectos mantenidos del estrés crónico. Con ayuda psicológica y técnicas orientales de relajación conseguimos de manera paulatina desterrar su estrés crónico, con lo que los síntomas y los biomarcadores de envejecimiento mejoraron.

En la práctica diaria suelo ver más casos combinados de estrés mental y físico que cada uno de ellos por separado. Los biomarcadores de riesgo cardiovascular —perfil lipídico, proteína C reactiva, homocisteína, lipoproteína (a)— también aumentan con el estrés, ocasionando una mayor incidencia de eventos cardiovasculares en las arterias coronarias y cerebrales.

Los efectos sobre los músculos, las vísceras, el sistema vascular y las funciones superiores son beneficiosos cuando resultan proporcionados al estímulo que ocasiona la alarma. Sin embargo, cuando la respuesta es exagerada o se mantiene en el tiempo, puede superarse la fase de resistencia y llegar al agotamiento —*burn-out*—.

Si los estresores se mantienen en el tiempo, se producen síndromes depresivo-ansiosos, cefalea, insomnio y aumento de peso y del perímetro abdominal —especialmente en los portadores de polimorfismos en el gen EBF1—, así como problemas de atención y memoria.

Hay pacientes que se estresan más que otros ante los mismos estímulos, lo que sugiere una base genómica. En ocasiones el maltrato en la infancia o una experiencia traumática en la edad adulta también podría explicar el porqué de esta variabilidad de respuesta ante el estrés.

Un ejecutivo hecho a sí mismo había creado un imperio con varias decenas de miles de empleados. Era un hombre con una visión empresarial al alcance de pocos. Cada amigo le abría una oportunidad de negocio. Era como Leonardo da Vinci, que todo lo que hacía lo hacía bien. Sin embargo, un buen día, perdió todo el interés por trabajar, y aunque acababa de pasar la cincuentena, estaba tan sobrepasado que alguna mañana canceló su agenda incluyendo un viaje en su *jet* privado, diciendo a su secretario, como en la canción de Mecano: «Hoy no me puedo levantar».

Este es un buen ejemplo de estrés crónico llevado a su máxima expresión de una persona que vivía para trabajar, pero no trabajaba para vivir. Estaba tan cansado que tenía una especie de neblina mental que le impedía pensar con claridad. No dormía bien, había ganado más de diez kilos de peso y su aspecto físico se había deteriorado notablemente.

Las pruebas de variabilidad de pulso mostraron estrés físico y mental. En el perfil hormonal destacaban todas las hormonas esteroideas —cortisol, DHEA, testosterona— en niveles mínimos como reflejo de una elevación mantenida hasta el punto del agotamiento, en que bajaban sensiblemente. Nos llevó varias semanas recuperarlo con un tratamiento integral, incluyendo dieta, ejercicio progresivo y, en especial, reeducación de sus emociones, con la ayuda de expertos.

He tenido centenares de casos parecidos en los que cambian los protagonistas y sus circunstancias, pero el perfil es el mismo con distintas peculiaridades: autónomos con furgonetas de una empresa de servicios reunidos en vez de aviones de lujo, objetivos inalcanzables sin ayuda de sustancias dopantes en deportistas de alta competición, amas de casa con adolescentes y suegras dependientes muy exigentes, políticos con compañeros de partido en continua conspiración, periodistas con fechas de entrega de reportajes imposibles de cumplir, y así un largo etcétera, que un día sencillamente colapsan por culpa del estrés.

El estrés puede producir siempre la misma respuesta negativa, aunque se modifiquen las circunstancias estresoras. Para eliminar el impacto perjudicial del estrés debemos gestionar de forma adecuada las emociones, no el estrés en sí mismo, que muchas veces no se puede modificar.

Debemos ocuparnos solo de lo que está bajo nuestro control directo y no preocuparnos por lo que depende de otras personas. Es decir, cuando llueve, debemos ocuparnos de coger un paraguas y no preocuparnos por el mal tiempo. Además, si a pesar del paraguas nos mojamos, siempre podemos secarnos, aunque siga lloviendo. Los cambios en el estilo de vida o la personalidad son francamente difíciles. Es en la capacidad de relajación donde se encuentra la llave que cierra la puerta al menoscabo para la salud y la longevidad que produce el estrés.

Una profesional de éxito en un despacho con una docena de empleados me decía que le producía mucho estrés su trabajo. Como hacía años que no había disfrutado de unas verdaderas vacaciones, le recomendé que se tomara dos semanas en compañía de su marido. Me hizo caso, y durante la primera estuvo con el teléfono desconectado y sin abrir ningún correo electrónico. Pues bien, el día que se marchaba a casa le realicé de nuevo la prueba de estrés con la variabilidad del pulso y, sorprendentemente, seguía mostrando estrés físico y mental. Cuando comentamos los resultados, me refirió que no estaba preocupada por el despacho, el problema ahora era que estaba discutiendo con su marido más de lo habitual, tal vez porque pasaba más tiempo con él. De tal forma que mi recomendación a la despedida fue que al año siguiente viniera sola para evitar las pequeñas discusiones conyugales.

Siguió mis consejos y estuvo disfrutando de técnicas de relajación, ejercicio constante y moderado, así como de una dieta saludable y un sueño reparador.

Cuando volvimos a hacer las pruebas del estrés, salieron mal de nuevo. La explicación que encontramos fue que, al estar sola, se miraba más al espejo y observaba cómo estaba envejeciendo su cuerpo y que esto era lo que le ocasionaba estrés mental.

Este es un ejemplo paradigmático de una mala gestión del estrés. No se trata de eliminar los estresores, se trata de adaptar nuestra respuesta a estas situaciones. Es necesario con un plan y una rutina reeducar nuestras respuestas, como la impulsividad, la ira y la empatía, y poner en valor las herramientas de la inteligencia emocional.

El primer elemento del estrés que debemos modificar son sus consecuencias sobre el aparato osteomuscular. Las contracturas nos mantienen tensos y son los resortes que nos llevan a tener emociones inadecuadas con nuestras parejas, los amigos o los empleados.

Realizar un ejercicio de estiramiento, incluso si no es técnicamente perfecto, ayuda a relajarse y a obtener descanso después de una jornada intensa de trabajo. Mejor aún si lo hacemos siguiendo técnicas deportivas hipopresivas o cualquier tipo de masaje descontracturante y relajante. Las culturas orientales en estos temas nos superan ampliamente.

Yo recomiendo a todos mis pacientes estresados practicar con regularidad alguna de las técnicas tradicionales que ayudan a gestionar mejor las emociones, aunando lo físico, lo mental y lo espiritual, con preferencias según el valor añadido buscado, con el yoga —flexibilidad—, con el taichí —equilibrio—, con el chi kung —energía— y con el pranayama —respiración—. Todas tienen un aprendizaje sencillo, pero con dificultad progresiva si se quiere profundizar en ellas.

Otras técnicas están más limitadas por la necesidad de un terapeuta que proporcione un suave masaje, al estilo chino —tui na—, o un masaje más fuerte al estilo tailandés —*thai*—, o estimulando la planta de los pies —reflexología—, ejerciendo presión —shiatsu— o introduciendo agujas —acupuntura— en distintos puntos seleccionados.

Una vez conseguida la relajación muscular y la respiración pausada, debemos buscar una solución de fondo en búsqueda de la paz interior que nos relaje, cosa que se puede conseguir con *mindfulness,* meditación o simplemente con la oración, para los que son creyentes.

Se puede concluir que el estrés en sí mismo no es negativo, todo depende de la gestión que hagamos de nuestras emociones. En los casos difíciles en los que las causas del estrés no son evidentes o es necesaria una verdadera reeducación integral de la gestión de las emociones, siempre recomiendo al paciente la consulta con un psicólogo clínico experto que pueda llevar el caso a buen puerto con la correcta evaluación diagnóstica y la técnica psicoterapéutica más adecuada.

Delegar y denegar

Para eliminar el estrés físico, la mejor manera es delegar aquellos trabajos que nos quitan el tiempo que debemos dedicar para nosotros. Gran parte del estrés viene por intentar abarcar cosas que ni son importantes ni son urgentes. Esta es una de las partes más esenciales de la gestión de las emociones como la autoestima, el sentimiento de superioridad, el orgullo o la sensación del deber cumplido, la que algunos no saben gestionar y se vuelve en su contra cuando el ambiente familiar, social o laboral es propicio a que el entorno se aproveche de la mala gestión que hace el sujeto de sus emociones.

Cuando nos veamos superados por los acontecimientos, aparte de usar las técnicas de relajación, debemos aprender a decir amablemente la palabra «no», sobre todo si se está rodeado de gente que ha aprendido que es más fácil y cómodo que otro —aunque sea el jefe— te resuelva los problemas.

Para evitar el estrés crónico hemos de ser capaces de discernir lo importante de lo urgente. Nos debemos emplear a fondo en las cosas que son importantes y urgentes; las que son importantes pero no urgentes debemos delegarlas.

Las concentraciones de neurotransmisores y hormonas, obviamente, también pueden modularse por medio de la alimentación, la suplementación o la medicación oportuna cuando lo precise el paciente en cada situación.

Sentido del humor

La risa es uno de los actos que liberan serotonina y endorfinas. El mejor remedio contra las adversidades es siempre el sentido del humor. En su justa medida, tomarse la vida con sentido del humor no solo resulta divertido, sino que reduce los niveles de cortisol y sustancias inflamatorias, siendo de gran ayuda para sentirse joven a cualquier edad. Hay terapeutas y grupos que se dedican con gran éxito a educar la gestión de las emociones con sesiones de risoterapia.

En definitiva, dado que el estrés es como las condiciones atmosféricas, siempre cambiantes y susceptibles de empeorar en cada momento, la actitud que recomiendo para evitar frustraciones y los efectos negativos sobre el envejecimiento es dotarse de herramientas para combatir el estrés, de la misma manera que tendríamos que hacer para combatir la lluvia, el calor o el viento. Tiene sentido preguntar qué tiempo va a hacer —cuánto y qué tipo de estrés tenemos— para conseguir los mejores resultados. Pero es inútil intentar cambiar el tiempo y, análogamente, muy difícil modificar las circunstancias personales, familiares y laborales.

Primero, debe realizarse una evaluación cuidadosa del grado y tipo de estrés. Después, aplicar los efectos del estrés sobre el organismo, como la contractura muscular, la fatiga, el sueño y la niebla mental.

Cuando pregunto a mis pacientes qué hacen para relajarse, las cuatro respuestas mayoritarias son el ejercicio, las aficiones, practicar sexo, el consumo de alcohol y de drogas legales y de abuso. Dejando de lado la última, que siempre es contraproducente, las otras tres son imposibles —son más deseos que realidad—, porque el propio estrés nos impide realizarlas con propiedad. No deja de sorprenderme el número de pacientes que no sabe/no contesta. Es increíble que, tratándose de un problema generalizado, haya muchas personas que ni siquiera sepan que tienen un conflicto con el estrés y no les preocupan sus soluciones.

Es por eso por lo que me siento con el paciente para planificar una estrategia sostenible a largo plazo en función de las necesidades. Recomiendo un *coach* siempre, y si no puede ser profesional —porque no se lo pueda permitir—, intentamos con un amigo o un familiar. Alguien debe ser capaz de ver el bosque desde fuera. El ejercicio es una estrategia fundamental como base del envejecimiento, intentando hacer ver que la sensación de fatiga y debilidad curiosamente se supera haciendo ejercicio constante y moderado como caminar o nadar, aunque al principio resulte difícil empezar.

Alguna de las técnicas orientales adaptadas a la personalidad de cada paciente es obligada. Empiezo siempre con pranayama, que es la más fácil —y suficiente— para los no iniciados. El objetivo final —no imprescindible— es la meditación trascendental, pero sus peculiaridades solo están al alcance de unos pocos.

El estrés crónico es quizás la causa más complejamente interrelacionada con los demás factores que restan calidad de vida y aceleran el envejecimiento. Intentar controlar el estrés no asegura que consigamos el éxito en nuestro empeño por vivir mejor y más años, pero ayuda mucho.

5
EL SUEÑO

Los ciclos llamados circadianos son variaciones en intervalos regulares de tiempo —normalmente un día— de ciertas funciones fisiológicas del organismo. El estado de vigilia/sueño junto con la temperatura, el apetito, la digestión, la frecuencia cardiaca, la presión arterial y la mayoría de los sistemas hormonales, inflamatorios y reparativos presentan este tipo de oscilaciones, cuyo funcionamiento correcto es vital para mantener la calidad de vida y la armonía del proceso de envejecimiento.

ORIGEN Y GENÉTICA

Los ritmos circadianos se habrían originado en la materia viva más primitiva para proteger la replicación del ADN de las radiaciones ultravioletas, alejando las células de los efectos del sol, sumergiéndolas en la profundidad del océano durante el día.

Los genes kai (A, B, C) aparecieron en las primeras cianobacterias para originar ciclos diarios de ascenso y descenso en los océanos y así escapar de la luz solar y activar los procesos de fotosíntesis y división celular. Con esto se consiguió que dichas bacterias transformaran el hidrógeno, nitrógeno y metano en el oxígeno que respiramos hoy, a la vez que se estimulaba la activación de las llamadas fotoliasas, enzimas esenciales para la vida que ayudan a proteger de los daños de la luz solar.

Un equipo de Harvard dirigido por Silver consiguió en 2015 trasplantar con éxito la cascada de genes circadianos de forma modular desde una cianobacteria hasta una bacteria que carece de forma natural de ciclos circadianos —*Escherichia coli*—. Este avance pionero ha abierto la posibilidad real de corregir ciertos tipos de insomnio usando una vía terapéutica análoga.

Aunque hay una gran similitud entre los genes circadianos en organismos unicelulares y pluricelulares, no está claro que hayan evolucionado unos de otros, sino que más bien ha sido por un proceso conocido como evolución convergente. En cualquier caso, la cascada de procesos que conlleva el ciclo vigilia/sueño, desde los genes hasta los efectores metabólicos, es compartida por todo tipo de seres vivos, desde los más primitivos hasta el ser humano.

Curiosamente, Brosche y Brunch demostraron que la duración del día en la Tierra no ha sido siempre igual, de tal forma que cuando apareció la vida sobre el planeta —hace unos cuatro mil quinientos millones de años—, la Tierra tardaba unas cuatro horas en dar la vuelta completa sobre su propio eje. Es solo a partir de los últimos mil millones de años que la duración del día se ha estabilizado en veinticuatro horas.

El experimento clásico más interesante sobre el sueño lo realizó el científico francés Mairan en el siglo XVIII, quien demostró que las mimosas, cuyas hojas se abren durante el día y se cierran con el ocaso, mantenían este mismo comportamiento incluso cuando permanecían varios días en habitaciones totalmente a oscuras. Esto sugería la presencia de controladores internos del ciclo circadiano desconocidos, diferentes del más obvio, que era la luz solar.

En 2017, Hall, Rosbash y Young ganaron el Premio Nobel de Medicina por sus investigaciones sobre los mecanismos del control de los ciclos circadianos a través de un reloj sincronizado con la rotación del planeta. El mayor avance lo constituyó la identificación del gen Period en la mosca del vinagre. El gen se autorregula a través de sus propios productos en un complejo mecanismo en cascada. Cada célula dispone de su reloj independiente, pero totalmente sincronizado con el modulador central.

El gen CLOCK, tras dimerizarse con el gen BMAL1, es el encargado de codificar la proteína implicada en la regulación de los ciclos circadianos y activar los genes Period y Timeless. En el sistema participan otra media docena de genes más, especialmente el NPAS2, que es el reloj molecular de los mamíferos, así como las proteínas reguladoras ARNTL codificadas por el gen BMAL.

Algunas de las mutaciones en los genes PER1 y PER2 están relacionadas, además de con problemas del sueño, con mayor incidencia de cáncer. El gen PER2 se asocia al neurotransmisor glutamato, que puede inducir un consumo compulsivo de alcohol.

Las mutaciones en los genes CLOCK y BMAL1 pueden producir, aparte de insomnio, síndrome metabólico —obesidad, mala tolerancia a la glucosa—, artrosis, degeneración retiniana e infertilidad.

Funcionamiento del reloj biológico

En los mamíferos el marcapasos central del reloj biológico se encuentra en el hipotálamo interno, dorsal a la unión de los dos nervios ópticos —núcleo supraquiasmático—, donde se agrupan unas veinte mil neuronas que conectan el sistema de activación reticular ascendente, encargado de mantener el estado de vigilia, con los distintos territorios que responden a la luz, como la retina y la glándula pineal, responsable de la producción de melatonina —solo durante la noche, porque su síntesis se inhibe con la luz—, constituyéndose así en la hormona del sueño por excelencia.

Además de la luz, el marcapasos está modulado por otros estímulos como la temperatura, la disponibilidad de alimentos y las interacciones sociales. Estas interacciones explican el insomnio de las llamadas «noches tropicales» durante el verano, así como la estrecha relación entre los trastornos del sueño y la alimentación —por problemas con la liberación de la hormona de la saciedad, llamada leptina, que se libera en la fase de sueño profundo—. Por su parte, el comportamiento social, especialmente de la cultura mediterránea —y cada día más de la anglosajona también—, que tiende a desestructurar la higiene del sueño con actividades lúdicas nocturnas durante los días laborales, es una causa creciente de trastornos del sueño.

En el núcleo hipotalámico supraquiasmático es donde actúan la mayoría de los inductores farmacológicos del sueño.

FASES

El sueño en la mayoría de los adultos sanos es un periodo único —no fragmentado— en el que simultáneamente se van alternando diversos grados de desconexión con el medio, relajación muscular y enlentecimiento de la actividad eléctrica del cerebro. Al principio aparece un periodo de adormecimiento (fase 1); después se sucede otro de sueño ligero (fase 2), que supone el 50 % del total; más tarde aparece un sueño breve de transición (fase 3); y para finalizar, un periodo de sueño profundo (fase 4), del que es muy difícil despertar, y en el que se liberan las hormonas de crecimiento (GH), la saciedad —leptina— y el propio sueño —melatonina—. Al mismo tiempo bajan la presión arterial y el pulso. En esta fase aparecen unas características ondas lentas que solo se dan en el sueño, en la meditación profunda y en el feto. Por fin, el ciclo concluye con una última fase de relajación muscular total y vuelve a excitarse la actividad eléctrica —ondas rápidas y amplias, parecidas a las de vigilia—, coincidiendo con la aparición de los sueños y fenómenos vegetativos, además de un característico movimiento rápido de los ojos —*rapid eye movement*, conocido por fase REM—.

Los oculomotores son los únicos músculos que se contraen durante esta fase de sueño para evitar accidentes relacionados con los sueños. Esta fase consume el 25 % del tiempo y es en la que se consigue el sueño reparador. Normalmente, sin pasar al estado de vigilia, se vuelve al sueño de transición y de manera eventual al profundo, durante una media docena de ciclos de noventa minutos cada uno.

Si la fase de sueño REM reparador no se consigue superar con éxito —por ejemplo, por un despertar a consecuencia de una apnea, que se presenta típicamente en la fase 4, donde se relajan los músculos de la garganta y la lengua, produciéndose una obstrucción faríngea infranqueable—, si esto ocurre, entonces la capacidad de satisfacción se pierde y la necesidad de más sueño aumenta; de forma análoga a lo que sucede cuando no se consigue el clímax sexual —frustración y más deseo—.

Hay una gran variabilidad interpersonal en cuanto a la duración del sueño, con dos periodos de máxima vulnerabilidad que van desde las dos hasta las seis de la madrugada y desde las dos a las seis de la tarde. La duración del sueño es muy variable también de acuerdo a la edad, los niños pequeños duermen el doble que los ancianos.

Un paciente de cuarenta y ocho años me consultó por el deterioro generalizado de su salud con signos de envejecimiento acelerado, sobre todo en lo concerniente a las habilidades cognitivas, físicas y emocionales.

Refería dormir en rachas de dos o tres horas como máximo. El sobrepeso, la hipertensión, la diabetes tipo 2 y la hipertrigliceridemia eran su lista de problemas médicos que él mismo atribuía a sus problemas con el sueño y el estrés que le generaba.

Una exploración minuciosa, incluyendo un tacto rectal, puso de manifiesto un agrandamiento prostático llamativo. Por fortuna la ecografía solo mostró una «vejiga de lucha» sin evidencia de patología maligna subyacente. El PSA —antígeno prostático específico relacionado con el cáncer de próstata— estaba dentro de rango normal.

Una uroflujometría —medición de la fuerza y velocidad del chorro de la orina— puso de manifiesto un importante problema obstructivo. Tras un mes de tratamiento con un beta bloqueante alfa1 —tamsulosina— todos sus problemas de sueño, cansancio y deterioro cognitivo desaparecieron. Lo suficiente para que pudiera volver a tener la actividad física habitual que solía realizar —diez mil pasos cada día paseando a su mascota—.

Es fácil, y a menudo lo hacemos pacientes y médicos, atribuir al estrés los problemas de sueño. Más difícil es hacer el proceso mental inverso, es decir, atribuir a un problema orgánico —relativamente frecuente— las manifestaciones sobre sistemas en apariencia no relacionados. Hay muchos pacientes con problemas prostáticos —y cardiacos— que no duermen por el efecto sobre la excreción de orina que tienen sus patologías de base. En cuanto a la próstata, durante el día el paciente no nota que su capacidad urinaria disminuye y que es necesario evacuar con mayor frecuencia. Por la noche, la situación es más acuciante y despierta al paciente con la falsa sensación de insomnio. Lo mismo podría ocurrir, pero por motivos diferentes, en la insuficiencia cardiaca, ya que la posición horizontal favorece el flujo renal y la producción de orina —es la llamada nicturia— típicos de las cardiopatías congestivas. Para complicar más las cosas, cuando una persona con insomnio se despierta, es consciente de que la vejiga está llena y por eso tiene que evacuar, haciendo muy difícil discernir cuál es el problema inicial.

LA FINALIDAD

Antes se pensaba que el sueño era el momento en el que se reforzaban las conexiones entre neuronas, pero recientemente se ha encontrado evidencia de que es justo lo contrario. Es decir, durante el sueño se debilitarían las sinapsis neuronales con la finalidad de evitar el estrés celular y ahorrar energía.

En la actualidad se asume que, desde el punto de vista cerebral, el sueño es fundamental para la integración de la información obtenida durante la vigilia, eliminando, más que activando, la saturación del sistema, con la finalidad de que se consoliden fundamentalmente los procesos de aprendizaje y memoria. Sería algo parecido a lo que ocurre con los ordenadores cuando los reiniciamos. Se cierran todas las ventanas innecesarias y se almacena de forma segura la información más relevante para ser usada el día siguiente. Esto es lo que se consigue con el sueño.

Desde el punto de vista osteomuscular, el sueño supone una fase de descanso fundamental para la regeneración y desarrollo de músculos, huesos y articulaciones, gracias a la propia relajación de los mismos y a la puesta en marcha de múltiples procesos metabólicos e inmunitarios mediados, entre otras moléculas, por la hormona de crecimiento y su efector, la somatomedina C (IGF-1), cuya liberación ocurre sobre todo por la noche en la fase de sueño profundo (no REM). Por el contrario, las hormonas del estrés y las vías inflamatorias caen a su mínima expresión durante el sueño.

La importancia clínica

Desde hace ya varios años, el último viernes del invierno se celebra el Día Mundial del Sueño, para intentar concienciar a la comunidad internacional de la necesidad de tener un sueño regular y reparador para mejorar la calidad de vida, prevenir las enfermedades asociadas y desacelerar el envejecimiento.

La Organización Mundial de la Salud habla de una verdadera pandemia de trastornos del sueño que se ha relacionado con muertes por accidentes de tráfico —apnea del sueño—, morbilidad relacionada con mayor incidencia de enfermedades cardiovasculares —ictus, párkinson, alzhéimer— y metabólicas —obesidad y diabetes—, así como aceleración del envejecimiento en general.

Las personas que duermen mal no solo envejecen prosopográficamente —las ojeras y las bolsas se notan en el rostro—, también lo hacen biológicamente, a juzgar por la medición de los telómeros.

En un estudio con mujeres posmenopáusicas se encontró que por cada hora de sueño adicional más allá de cinco horas, el aumento de la longitud de los telómeros fue significativo. Las mujeres que dormían menos de siete horas tenían en promedio unos telómeros equivalentes a una edad dos años mayor. En estudios con niños pequeños también se ha visto que cada hora perdida de sueño, más allá de las diez horas diarias, puede suponer hasta un 1,5 % de menor longitud de sus telómeros.

Una paciente de cincuenta y tres años acudió a mi consulta aconsejada por su marido, debido a que notaban un notable empeoramiento físico y mental de la mujer durante el último año. Lo que más le preocupaba era la falta de energía, el deterioro cognitivo, el poco interés en las relaciones íntimas y el aspecto deplorable de su cara, en especial debido a ojeras y bolsas en los parpados inferiores. Como tantas veces ocurre, ambos buscaban una solución rápida —química o quirúrgica— para su problema.

A los sesenta años, el adelgazamiento de la piel de los párpados es ya manifiesto y hace patente la aparición de bolsas y ojeras, pero antes de esa edad suele indicar problemas, como estrés, tóxicos o insomnio.

En su caso, con un interrogatorio detallado, encontré que la causa era tal vez debida a la falta de sueño por la excesiva afición de ambos a las series de televisión, que los mantenía despiertos hasta altas horas de la madrugada y hacía que tuvieran poco tiempo e interés en sus relaciones de pareja. Tras la negociación de un plan estratégico integral para desacelerar el envejecimiento, incluyendo de manera preeminente una rutina diaria de higiene del sueño, quedamos citados en tres meses para una reevaluación.

Para satisfacción de todos, en la revisión pude comprobar que habían desaparecido totalmente las bolsas y el cansancio. Su memoria y su vida sexual habían vuelto a la normalidad para su edad. Ni siquiera fueron necesarias las mascarillas recomendadas por mi colega de medicina estética, ya que la mujer encontró más fácil seguir la disciplina en la dieta y el ejercicio que el complejo tratamiento cosmético de sueros y cremas propuesto.

Este es un ejemplo paradigmático de los efectos sobre el enlentecimiento del envejecimiento físico y mental cuando se lleva a cabo una correcta identificación de los problemas del sueño y se proporciona una adecuada solución al mismo.

Las llamadas disomnias —cualquier alteración de la calidad, cantidad o secuencia temporal del sueño— se presentan hasta en el 10 % de la población española en los estudios epidemiológicos clásicos. Sin embargo, en algunas encuestas recientes, más de la mitad de los adultos reconoce tener dificultades para conciliar el sueño. Una cuarta parte de ellos confiesa robar horas de sueño viendo la televisión, interactuando en las redes sociales o, lo que es más triste, simplemente jugando al Candy Crush. Las otras tres cuartas partes achacan sus trastornos del sueño a problemas económicos o al estrés laboral.

En general, se habla por una parte de disomnias, que son cualquier alteración de la calidad, cantidad o temporalidad del sueño, y de parasomnias, que son trastornos de conducta durante el sueño sin que se produzca una alteración importante de este. En este segundo grupo se incluyen los movimientos anormales como el síndrome de las piernas inquietas, la parálisis del sueño, el sonambulismo, el rechinar de dientes, los terrores nocturnos y las percepciones y comportamientos anormales. Por su parte, las pesadillas aparecen en la fase REM, a diferencia de los terrores nocturnos, que ocurren en la fase 4.

Por definición, si hay movimientos anormales, el paciente no está en fase REM —tiene un terror nocturno más que una pesadilla—, ya que los únicos músculos que se pueden contraer durante la fase REM son los del ojo. Esto tiene su interés farmacológico, pues los antidepresivos son potentes supresores del sueño REM, mientras que las benzodiazepinas lo son de la fase 4. Hay básicamente cuatro tipos de trastornos del sueño.

El primer grupo lo constituye el insomnio, que es la disomnia más prevalente, que incluye a su vez tres tipos:

— El insomnio por acortamiento.
— El insomnio por dificultad para conciliar.
— El sueño no reparador.

En el segundo grupo se encuentran los dos síndromes respiratorios asociados al sueño: las apneas obstructivas y las no obstructivas —centrales—.

En el tercer grupo están los síndromes relacionados con el ritmo. Es decir, las alteraciones de la fase del sueño —avanzada y retrasada—, el cambio rápido de zona horaria —*jet lag*— y los problemas asociados a turnos de trabajo nocturno.

Los cronotipos —avanzado, retrasado y normal— no solo existen en los seres humanos. Algunos peces, por ejemplo el raor, que se esconde al atardecer bajo la arena de las aguas poco profundas de las islas Baleares, muestran dos cronotipos: los «madrugadores», que se levantan temprano, sobre las siete; y, otros, los «holgazanes», que se despiertan cuatro horas más tarde. Es un modelo útil para estudiar los síndromes relacionados con el ritmo del sueño.

En los seres humanos se usa una terminología que hace referencia más a la hora a la que nos vamos a dormir. Hay un grupo de individuos llamados «alondras», que se acuestan con el anochecer, y otros de «búhos», que se acuestan mucho más tarde. Varios estudios identifican distintas bases genéticas para este tipo de comportamiento humano e incluso una personalidad más analítica para los primeros y más creativa para los segundos. Sin embargo, la mayoría de los estudios confirma que la mayor eficiencia del sueño, en términos de capacidad de recuperación, se obtiene cuando los voluntarios se van a la cama antes de medianoche y se levantan con el amanecer. Además, la primera hora del amanecer, que coincide con los niveles más altos de cortisol y más bajos de melatonina, es la hora más productiva del día en términos de habilidades cognitivas, pero no necesariamente de las creativas. Aparte de los condicionamientos favorables del perfil hormonal y de neurotransmisores, las interrupciones derivadas de la vida social es más difícil que se presenten temprano —porque nadie las busca— que de madrugada —cuando todos los gatos son pardos—. La «alondra» es el perfil de la gente altamente eficiente. ¿Quién va a poner a prueba tu capacidad de concentración con un correo electrónico a las seis y media de la mañana?

Para finalizar, el cuarto grupo incluye la patología por sueño excesivo —hipersomnias—, que es la manifestación de enfermedades subyacentes, en especial neuropsiquiátricas, endocrino-metabólicas e infecciosas —tripanosomiasis por picadura de la mosca tse-tse—.

El intenso solapamiento entre grupos hace muy difícil establecer una prevalencia real. Sin embargo, es interesante recordar que los síndromes respiratorios, la mayoría de las veces, están ocultos y probablemente sean la patología infradiagnosticada más frecuente en la medicina humana. Aunque muchos pacientes niegan que roncan, con los nuevos dispositivos para el estudio del sueño, incluso algunas aplicaciones para teléfonos inteligentes, se comprueba que muchas personas lo hacen y tienen severas apneas del sueño, cosa que en cierto modo es esperable, pero lo más interesante es que muchas a las que se realiza un polígrafo nocturno por síntomas asociados como obesidad, cansancio o hipertensión arterial presentan abundantes y severas apneas del sueño sin ronquidos aparentes.

TRASTORNOS AFECTIVOS

Las alteraciones del sueño, en especial la apnea obstructiva del sueño, tienen un efecto negativo —hasta diez veces aumenta el riesgo— sobre la aparición de un trastorno depresivo. Por su parte, las disomnias son un síntoma nuclear presente en los trastornos afectivos como ansiedad y depresión, bien en forma de insomnio o como hipersomnia.

Los pacientes que sufren de dolor y toman analgésicos mayores padecen en su mayoría de una pobre calidad de vida, en la que el deterioro del sueño está motivado por el propio dolor que de noche impide dormir, pero también debido a la somnolencia diurna que producen los analgésicos —sobre todo los opiáceos— y al desarrollo de un síndrome depresivo-ansioso que retroalimenta el insomnio.

La prevención es la parte más importante en el mantenimiento de un sueño reparador. Siempre debemos intentar seguir las normas que se relacionan a continuación y, en caso necesario, corregir los factores que promueven el mantenimiento del insomnio.

LA RUTINA

El sueño ha de interiorizarse como un hábito que debe repetirse a la misma hora. Para ello es necesario que seamos capaces de mantener los horarios saludables, como irse a dormir siempre que sea posible antes de medianoche y con una duración ideal de cincuenta horas a la semana.

Se habla de número de horas a la semana porque los días laborables normalmente se duerme menos, mientras que las tres noches del fin de semana pueden ser utilizadas para compensar. Por ejemplo, si se duerme entre semana seis horas diarias (4 × 6 = 24), tal vez podríamos intentar dormir ocho horas durante el fin de semana (8 × 3 = 24 horas) para, a la postre, conseguir un número de horas razonable en promedio cada semana (24 + 24 = 48). Sin embargo, aquellos que duerman menos de cuarenta horas soportarán los efectos nocivos de la falta de sueño sobre el envejecimiento. Un recuento de horas de sueño semanal mayor de cincuenta se ha relacionado con trastornos depresivos o resaca por drogas —de abuso o prescritas por un médico—, que siempre hay que tener presentes.

El ejercicio

Se trata de un círculo vicioso, porque la falta de descanso quita motivación para el ejercicio. No obstante, el ejercicio cardiovascular constante y moderado, mejor por la mañana o temprano por la tarde, se ha demostrado que ayuda a conciliar el sueño. Además, los efectos positivos del ejercicio se potencian con el sueño, de tal manera que se debe intentar introducir la rutina de forma progresiva. El cansancio que tienen a menudo los que duermen mal puede mejorar con la práctica de algún ejercicio ligero como caminar o nadar.

La alimentación

Durante la digestión de los alimentos hay un aumento notable de la circulación del abdomen para mejorar el transporte de los nutrientes al hígado. Esto supone una caída de varios grados de la temperatura corporal, fenómeno a su vez que se asocia con la somnolencia que ocasionan las comidas copiosas y que invitan a disfrutar de las siestas posprandiales —después de comer—. Si la siesta es corta —menos de una hora—, en general se considera útil y necesaria cuando la jornada empieza muy temprano para aliviar así la somnolencia y el bajo rendimiento intelectual que ocurre por la tarde. En caso de que las siestas se prolonguen, el riesgo de fragmentación del sueño nocturno es mucho mayor y podrían resultar hasta contraproducentes para el descanso.

Por la noche, sin embargo, las comidas ligeras y separadas en varias horas del momento de acostarse evitan la aparición del insomnio relacionado tanto con las digestiones pesadas por acidez y reflujo gastroesofágico —ya que la postura horizontal que se adopta en la cama favorece estos problemas— como con la disfunción biliar, si la dieta es rica en grasas que promuevan la contracción de la vesícula, especialmente por la noche.

Dispositivos electrónicos

Se debe evitar el contacto con todo tipo de dispositivos electrónicos al menos dos horas antes de acostarse. Lo mejor es eliminar su presencia en el dormitorio para impedir utilizarlos. En caso necesario, como ocurre con los despertadores, pueden ser sustituidos por artilugios mecánicos o a pilas que funcionan perfectamente sin ocasionar insomnio. Se sabe que el mayor efecto negativo de estos dispositivos está en el color cian —entre verde y azul— presente en las pantallas. El modo nocturno permite cambiar el color cian al gris. El impacto se nota en el sueño, aunque el ojo no sea capaz de detectarlo.

Todo tipo de aparato —wifi, electrodomésticos, los asistentes digitales impulsados por inteligencia artificial basados en la voz (Alexa)— tiene teóricamente la capacidad de interferir, en mayor o menor medida, con el sueño.

El dormitorio

Hay muchos factores que favorecen un sueño reparador. La ausencia de ruidos y de contaminación lumínica es el más importante. Sin embargo, el despertar más fisiológico es el que ocurre con los rayos atenuados del sol entrando de manera paulatina por la ventana a través de la persiana de una ventana orientada al este que se va recogiendo automáticamente justo al amanecer. Con los avances de la domótica, esta fantasía es posible hoy en día a un precio muy razonable, si es que el arquitecto tiene la posibilidad de crear los espacios del dormitorio pensando en la higiene del sueño de sus clientes.

La colocación de la cama en dirección norte-sur —la cabeza apunta al norte y los pies al sur— es fundamental para alinear las ondas magnéticas y luminosas al mismo tiempo. Además, de acuerdo con la filosofía del octógono *feng shui,* el cabecero de la cama debe estar sobre la pared más alejada de la puerta o ventana.

Más importancia tiene la temperatura de la habitación, ya que el sueño está acoplado con un descenso brusco de la temperatura corporal. La misma debe estar en el entorno de los 18,5 °C si se quiere conseguir el sueño óptimo. Temperaturas más elevadas son incompatibles con la conciliación del sueño, aunque, claro está, depende de la ropa de cama, mejor si es de algodón para controlar la humedad, evitando los llamados edredones nórdicos de plumas que están diseñados para unas latitudes árticas y que pueden resultar contraproducentes en regiones con climas más templados.

Un baño caliente antes de acostarse, que aumenta la temperatura corporal en un par de grados, puede ser útil para conciliar el sueño, pero no por el incremento de la temperatura, sino por el descenso brusco de esos dos grados que se consigue con un pijama o albornoz de algodón ligero una hora después del baño. La velocidad de la caída de la temperatura es el estímulo que produce somnolencia de manera natural. Así es que el baño debe ser breve, a la máxima temperatura que se pueda soportar sin quemarse —unos 40 °C—, tomado una hora antes del momento previsto para ir a dormir.

La ventilación de la habitación y la transpirabilidad del propio colchón, por ejemplo, con sistema brisa, completan el abanico de posibilidades para obtener una sensación térmica óptima para el descanso.

Hay muchos tipos de colchones, que deben ser ergonómicos y adaptables a cada individuo, en particular en materiales que van desde el algodón orgánico puro pasando por el kenaf, la viscosa y el látex hasta el poliéster, el lino o el acero con muelles ensacados, que aporta la máxima firmeza, transmitiendo el peso del cuerpo de forma independiente a cada punto del colchón, posibilitando así la adaptabilidad a las distintas zonas del cuerpo.

El olor es un elemento de primer orden asociado a los instintos más primitivos de sensación de seguridad. Un aroma familiar y agradable favorece la conciliación del sueño. La lavanda, la rosa y la nuez moscada son las fragancias que han demostrado mejores propiedades somníferas.

Para evitar el efecto de primera noche que ocurre al dormir en habitaciones que no resultan conocidas, como las de un hotel, el rociar la ropa de cama con una mínima cantidad de un aroma hogareño reafirma la sensación de seguridad, consiguiendo un sueño más rápido y reparador.

CAFÉ Y ALCOHOL

El abuso de los estimulantes y depresores naturales, al igual que los de síntesis química, constituye una causa evitable muy frecuente de insomnio. El consumo de café y té —pero no las variedades descafeinadas— debería limitarse al desayuno, la comida del mediodía o como muy tarde en la merienda.

El alcohol, especialmente de alta graduación, tiene importantes efectos disruptores del sueño. Hay ciertas variedades de té verde que no producen insomnio, como el bancha o el kukicha, que son los que se recomiendan por la noche a los que sufren de este trastorno.

PREPARACIÓN MENTAL

Los ejercicios de respiración tipo pranayama, la meditación o la oración son útiles para conseguir un sueño reparador. La elección de la técnica dependerá de cada paciente en función de su propia dimensión trascendental.

Para las personas con agendas muy ocupadas, está demostrado lo útil que resulta, antes de acostarse, la táctica de planificar —o al menos esbozar— las actividades que se habrán de realizar al día siguiente, evitando así pasar una noche en vela pensando en todas las que se tendrán que hacer.

TRATAMIENTO GENERAL DEL INSOMNIO

La reflexología podal y la acupuntura son técnicas que resultan beneficiosas, ya que, en manos expertas, ayudan a conciliar y promover un sueño profundo y reparador. Esto se debe a que el masaje de los pies consigue relajar todo el cuerpo. Diez minutos con aceite de coco caliente, de oliva, de argán o de mostaza son suficientes.

HORMONAS Y SUEÑO

El estado de sueño-vigilia se corresponde con una secuencia de hormonas contrapuestas. Por una parte, la melatonina, cuyo pico máximo coincide especialmente en las aves con la sensación de tener que cerrar los ojos y dormir. Por otra parte, el despertar ocurre con el pico máximo de cortisol, que es el momento en el que abrimos los ojos de forma espontánea sin despertador.

Durante el sueño no REM, también se presentan picos de liberación de hormona de crecimiento, útiles en los niños para desarrollarse y en los adultos con finalidad de reparar y consolidar las ventajas del ejercicio. Tan importante es el pico máximo como la diferencia entre las dos hormonas básicas, melatonina y cortisol. Este equilibrio puede romperse por desfase con las actividades diarias, así que puede estrecharse o estirarse como un acordeón.

En el primer caso aparecen un único o varios despertares a lo largo de la noche; en el segundo, aparece el síndrome de hipersomnia, propio de circunstancias como el *jet lag,* la fase de resaca del consumo de sustancias, ya sean excitantes —cafeína, anfetaminas, cocaína— o depresoras —alcohol, hipnóticos—, y también en el síndrome depresivo.

En los pacientes con disfunción tiroidea es muy habitual el insomnio —en el hipertiroidismo— y la somnolencia —en el hipotiroidismo—. Como muchas veces las dos fases se suceden en un mismo paciente, el trastorno puede ir en ambos sentidos alternativamente. También es frecuente la sudoración profusa nocturna y la piel fría. Así que, ante cualquier paciente con insomnio y sudoración nocturna, hay que pensar en una disfunción tiroidea subyacente, sobre todo si se acompaña de pérdida o ganancia súbita de peso. La solución es sencilla cuando se identifica y muy agradecida cuando se instaura, y consiste en el preceptivo tratamiento hormonal que proceda, asociado o no a betabloqueantes no cardioespecíficos como el propranolol.

Una entidad que da un cuadro similar es la menopausia, donde insomnio pertinaz y sofocos se presentan igualmente. La causa es la notable elevación de las hormonas estimulantes sexuales —LH y FSH— secundarias a la caída de producción estrogénica por los ovarios. El tratamiento puede ser específico —sustitución hormonal— o inespecífico, con preparados de fitoterapia —como la *ashwagandha*— o farmacológicos del grupo de antidepresivos —venlafaxina, citalopram—, neuromoduladores —pregabalina, gabapentina— o incluso antihipertensivos centrales —clonidina—.

Hay estudios que sugieren que la falta de pregnenolona —un precursor hormonal conocido como la «madre de las hormonas esteroideas» porque da origen al cortisol, la testosterona, el estradiol y la progesterona— podría jugar un papel determinante como causa del insomnio —y, tal vez, también la pérdida de la memoria y la fatiga— presente en las mujeres menopáusicas. La pregnenolona de origen vegetal —ñame silvestre— está disponible en los herbolarios.

La melatonina es una hormona secretada por la glándula pineal —epífisis—, que se encuentra en el techo del diencéfalo. Es una hormona sintetizada a partir del triptófano —como 5-OH— que pasa a serotonina (5-OH triptamina) y, finalmente, a melatonina (N-acetil-5-metoxitriptamina).

El sistema adrenérgico —simpático— activa los receptores beta y alfa presentes en las células de la glándula pineal, que estimula la liberación de la enzima N-acetiltransferasa y aumenta la síntesis de melatonina. Este proceso se inhibe en presencia de luz y disminuye de manera notable a partir de los cincuenta años, edad en la que normalmente se recomienda empezar con la sustitución —dos miligramos cada veinticuatro horas por la noche—.

Aparte de inducir el sueño —receptores MT1— y la sincronización del reloj circadiano —receptores MT2—, la melatonina potencia la memoria y tiene importantes efectos oncostáticos —control del cáncer—, antioxidantes, antiinflamatorios y antiexcitatorios, que favorecen la desaceleración del envejecimiento. Además, en los niños es responsable del inicio del estallido puberal, y en las aves está bien documentada su importante participación en los procesos migratorios.

De todos los efectos no relacionados con el sueño, el poder antioxidante y antiinflamatorio es el más interesante desde el punto de vista del envejecimiento. Actúa sobre el sistema de la ciclooxigenasa modulando las enzimas prooxidantes, la sintetasa de óxido nítrico (NO), y se opone a los procesos oxidativos más habituales relacionados con el glutatión y la catalasa, ocasionando un barrido de agentes oxidantes, radicales libres, atenúando así la pérdida de electrones mitocondriales. También se han demostrado efectos positivos sobre el control de la muerte celular programada —apoptosis—.

6
LAS HORMONAS

El equilibrio interno del organismo está mantenido en gran parte por las hormonas, que son un grupo químicamente heterogéneo de moléculas sintetizadas y secretadas en las glándulas internas con la misión de realizar un determinado efecto a distancia en aquellos órganos que dispongan de los receptores específicos correspondientes.

Aunque las hormonas comparten muchas propiedades con las vitaminas y los neurotransmisores, la diferencia fundamental con las vitaminas radica en que las hormonas no tienen nunca un origen externo al organismo —proveniente de la alimentación—, como ocurre con las vitaminas. Sin embargo, puede haber cierto grado de solapamiento entre las vitaminas y las hormonas. Por ejemplo, la vitamina D se incorpora al organismo en su totalidad por la dieta, pero tiene que activarse por los rayos ultravioleta en la piel y transformarse en el riñón en la forma realmente activa —calcitriol—. Este hecho peculiar de activación interna y la larga lista de efectos mediados por transportadores y receptores específicos, cuya eficacia depende de variaciones genómicas, hacen que muchos autores estén sustituyendo el nombre de vitamina D por hormona D.

Ciertos neurotransmisores —como la adrenalina— podrían encajar también en la definición de hormona, aunque conceptualmente aquellos se diferencian de las hormonas en que actúan sobre todo a nivel local —no a distancia—, pero también se generan en órganos internos —cerebro o intestino— que podrían ser considerados como verdaderas neuroglándulas.

Desde el punto de vista químico hay tres grandes grupos de hormonas principales con propiedades comunes de cuyo equilibrio armónico depende, en mayor o menor medida, la calidad de vida y la longevidad. Son las hormonas peptídicas, las esteroideas y las derivadas de aminoácidos.

LAS HORMONAS PEPTÍDICAS

Están formadas por una o dos subunidades proteicas. La mayoría de las hormonas peptídicas se liberan en la glándula pituitaria —hipófisis—, que se encuentra en la cavidad craneal, en la llamada silla turca del hueso esfenoides, en medio de los dos nervios ópticos y justo por debajo del hipotálamo, con el que está conectado neuronalmente. La hipófisis consta de dos lóbulos: el anterior —adenohipófisis— y el posterior —neurohipófisis—.

La mayoría de las hormonas que se sitúan en el lóbulo anterior funcionan como estimulantes de la producción de otras hormonas efectoras de glándulas distantes, como el cortisol (ACTH), las hormonas sexuales (LH, FSH), las tiroideas (TSH) y la somatomedina (GH).

Sin embargo, la prolactina es una excepción, ya que no actúa como estimulante de ninguna hormona efectora. Se produce en la hipófisis anterior como respuesta a la estimulación del pezón por parte del lactante, aumentando de forma directa en las mamas de la madre el tamaño de las mismas y su producción de leche.

Las dos hormonas proteicas que se secretan en el lóbulo posterior tampoco actúan sobre segundas hormonas efectoras y son las responsables directas, por una parte, de controlar la cantidad de agua en el organismo y, consecuentemente, la presión arterial —vasopresina—; y, por otra, de modular la contracción uterina durante el trabajo de parto —oxitocina—. Ambas hormonas de la neurohipófisis son químicamente muy parecidas y tienen funciones comportamentales asociadas. La oxitocina se relaciona con vínculos emocionales como el abrazo y las caricias en el cuello, que se ven seguidos del aumento de la confianza, la empatía y la disminución del estrés, además de sentimientos amorosos y sexuales.

La oxitocina, junto con la dopamina, la serotonina, las endorfinas y la dehidroepiandrosterona (DHEA), constituyen el *big five* de las llamadas moléculas de la felicidad. Por su parte, la vasopresina (ADH) se ha involucrado en procesos como la memoria, el miedo y la monogamia.

Un paciente de treinta y tres años se encontraba envejecido y con síntomas de desorientación, pérdida de energía, somnolencia, dolor de cabeza y cansancio. Su mujer afirmaba que lo veía muy irritable y desmejorado. Reconocía que su alimentación no era saludable, no tenía energía para hacer ejercicio y, pese a dormir muchas horas al día, no encontraba que el sueño fuera reparador y, a veces, sufría de espasmos musculares por la noche. Confesaba, además, consumir varias drogas estupefacientes con regularidad, como cannabis, éxtasis, ketamina y cocaína.

En la exploración, el peso y la presión arterial estaban en el límite bajo de la normalidad. Los cuestionarios del estado mental mostraban datos de incipiente deterioro cognitivo. En la analítica la glucemia era normal. Los marcadores de función renal —urea y creatinina— estaban muy bajos, al igual que la concentración plasmática de sodio, sugiriendo la presencia de una importante retención de agua. El panel de hormonas habituales era bastante anodino, con una discreta elevación de la prolactina y disminución de la testosterona libre. El cortisol y las hormonas tiroideas estaban en rango adecuado. Los marcadores de inflamación estaban aumentados. El polígrafo nocturno y el estudio neurofisiológico no pusieron de manifiesto apneas ni signos de epilepsia. En la determinación de la longitud de los telómeros y de acetilación del ADN se obtuvieron resultados pobres referidos a la edad biológica.

Ante la sospecha de que la baja concentración de sodio estuviera ocasionada por un exceso de agua en el contexto de un síndrome de secreción inapropiada de la hormona antidiurética (SIADH), se realizaron

pruebas de osmolalidad —concentración de moléculas— en sangre y en orina que demostraron una baja
osmolalidad en sangre y alta en orina.

Reinterrogado el paciente, se observó que el consumo de drogas se asociaba siempre a una abundante
ingestión de agua, en especial cuando se acompañaba
de sudoración debido al baile y las altas temperaturas
muchas veces presentes en las discotecas que solía fre-
cuentar.

Dado que el paciente era fumador de cannabis y
en ocasiones el SIADH se asocia con tumores malignos, sobre todo del pulmón, se realizó una TC tora-
coabdominal que por fortuna no mostró ninguna evidencia de cáncer interno.

Con un programa integral de restricción drástica
de agua, alimentación saludable, ejercicio progresivo
y un plan de desintoxicación y deshabituación de sus
adicciones, conseguimos la desaparición del cuadro
clínico de SIADH sin que fuera necesario usar fármacos antagonistas selectivos V2 de la vasopresina, como
el tolvaptán.

Es importante recordar que la interpretación de los valores de la concentración plasmática de hormonas estimulantes de la hipófisis es muy compleja y, en cierto modo, para-
dójica, porque la elevación, por ejemplo, de la LH o la FSH
—estimulantes de las hormonas sexuales— suele significar
todo lo contrario de lo que se pensaría a primera vista. Es
decir, las hormonas efectoras —estradiol, progesterona o

testosterona— deben estar muy bajas cuando las estimulantes (FSH, LH) están muy altas, como ocurre en la menopausia.

Situación análoga sucede cuando la hormona estimulante del tiroides (TSH) está muy alta, lo que supone que estamos ante una baja producción de hormonas tiroideas (T4, T3) que debería ser corregida.

La relación entre las hormonas estimulantes y las efectoras es la misma que entre un *jockey* y el caballo que está montando en carrera. Si el caballo lo está haciendo bien, entonces el *jockey* se mantiene estable. Sin embargo, si el caballo —la hormona efectora— baja su capacidad, entonces la hormona estimulante hipofisaria —el *jockey*— sí que aumenta notablemente el estímulo para intentar obtener el máximo rendimiento del caballo. En definitiva, son las hormonas efectoras, como el caballo, las únicas que ganan la carrera. El papel del *jockey* —y de las hormonas estimulantes— se limita a un papel meramente indirecto. Por ello, en los casos en que, por enfermedad o cirugía, la glándula donde se producen las hormonas efectoras desaparece, la subida extraordinaria de las hormonas estimulantes no consigue ningún efecto.

Una paciente me fue remitida por deterioro generalizado que incluía aumento de peso, abotargamiento y pérdida de interés en las rutinas de la vida diaria, digestiones pesadas con estreñimiento pertinaz y un aspecto muy avejentado de la cara con una asombrosa pérdida de la cola de las cejas.

En la exploración destacaba el aumento del tamaño del cuello que la paciente afirmaba que tenía de toda la vida. La piel aparecía descamada debido a una intensa deshidratación.

En la analítica era llamativa la notable elevación de la TSH con reducción de la T4 y T3. Los anticuerpos anti-TPO muy positivos pusieron de manifiesto el origen autoinmune de su hipotiroidismo —enfermedad de Hashimoto—. La respuesta al tratamiento con levotiroxina fue suficiente para una «milagrosa» recuperación de su envejecimiento prematuro en pocas semanas.

Aunque la llamada hiperfunción secundaria por un tumor benigno productor de hormonas hipofisarias estimulantes es posible, lo más probable es que, salvo en el caso de la GH —hormona de crecimiento— y la PRL —prolactina—, cuando se elevan las hormonas hipofisarias, el problema se trate de un déficit primario por atrofia o destrucción —normalmente autoinmune— de la glándula donde debería secretarse la hormona efectora correspondiente.

Una chica joven de treinta y seis años me consultó porque se encontraba muy envejecida cuando se miraba al espejo. Además, su libido estaba llamativamente disminuida, teniendo en cuenta su juventud. Refería haber sufrido episodios de bulimia con periodos de náuseas y vómitos continuos que controlaba su médico con metoclopramida, un antiemético al que se había acostumbrado y que compraba en la farmacia sin receta.

La percepción de su imagen corporal nunca fue la adecuada, pero es verdad que estaba en el límite del bajo peso (IMC: 21 kg/m^2) y que su cabello tenía mala calidad y la piel estaba surcada por profundas arrugas, más allá de lo esperado por su edad.

Aunque nunca había tenido hijos, se quejaba de que la simple presión del sujetador le ocasionaba incómodas pérdidas de leche que la obligaban a usar una protección de celulosa debajo del sujetador.

El estudio hormonal reveló la presencia de una prolactina muy elevada. Una resonancia magnética de la hipófisis no mostró ningún tumor en el área de la silla turca.

Hay muchos medicamentos y drogas de abuso que pueden elevar la prolactina, siendo los antieméticos el grupo más importante por su efecto antidopaminérgico. Como la dopamina es un inhibidor de la prolactina, entonces la metoclopramida aumenta la producción de la hormona.

Con el protocolo general para desacelerar el envejecimiento, incluyendo dieta hipercalórica, ejercicio y gestión de las emociones y de la imagen corporal con un psicólogo, además de dosis bajas de cabergolina —agonista de los receptores de dopamina-2— y la suspensión total del antiemético, la paciente mejoró de manera notable.

Otras hormonas del grupo peptídico también controlan diferentes funciones como el metabolismo de la glucosa —insulina—, la secreción ácida del estómago —gastrina—, el metabolismo fosfocálcico (PTH), la saciedad —leptina— o la eliminación de sodio y agua por el riñón —atriopeptina—. Se liberan por diversos estímulos en distintos órganos, como el páncreas —insulina, gastrina, glucagón—, en las glándulas paratiroides (PTH), en la grasa subcutánea —leptina— o en el corazón —atriopeptina—.

Por último, merece una mención especial en la medicina regenerativa y del envejecimiento la somatomedina C (IGF-1). Esta hormona, de origen hepático, es en gran parte la responsable de los efectos de la hormona de crecimiento (GH) sobre el colágeno en general y sobre el cartílago de crecimiento en particular. Sus efectos en los niños son bien conocidos en la estimulación de los condrocitos, que determinan el crecimiento longitudinal de los huesos. Además, tiene importantes efectos metabólicos inhibiendo la destrucción de la grasa, incrementando la oxidación de la glucosa y el transporte de aminoácidos hacia los músculos, y sintetizando colágeno y proteoglicanos.

El hecho de que la concentración de GH e IGF-1 disminuyan con la edad, unido a las propiedades regenerativas sobre estructuras músculo-tendinosas y del tejido conectivo, han generado una ingente búsqueda de análogos sintéticos, conocidos genéricamente como «péptidos», que puedan proporcionar algunos de los beneficios relacionados con el IGF-1.

Aunque la mayoría de los péptidos están en fase de investigación y solo se permite su uso en este campo, algunos médicos y pacientes tienen acceso a la compraventa *online*

de estos productos con resultados preliminares muy prometedores, que, no obstante, deben usarse con extrema precaución por la falta de datos, en especial sobre su toxicidad
en el corto y largo plazo.

Destacan sobre los demás los llamados péptidos incre-
mentadores del NAD+ —nicotinamida adenina dinucléoti-
do— como el 5-amino-1MQ, que bloquea la nicotinamida
N-metiltransferasa (NNMT), estimulando así el NAD+ que
activa el gen de la sirtuina (SIRT1), uno de los genes de la
longevidad que, a su vez, reduce el riesgo de diabetes, obesidad y síndrome metabólico.

El BPC-157 es otro péptido que ha mostrado beneficios
sobre la úlcera gástrica, el síndrome del intestino permeable,
el colon irritable y hasta la enfermedad de Crohn. Tendría
propiedades analgésicas y reparadoras sobre la piel, especialmente en quemaduras. Aumentaría la masa muscular y el
colágeno de los tendones.

El MK-677 es un agonista selectivo de la hormona grelina que entre otras cosas podría prevenir la enfermedad de
Alzheimer.

En cualquier caso, en el momento actual, parece más razonable, cuando se detecte un déficit de hormona de crecimiento, la administración de la propia GH, siguiendo de
cerca los efectos indeseables sobre los cambios secundarios
de aspecto físico de la cara y las extremidades, así como su
efecto carcinogénico potencial, en particular sobre el colon,
antes que aventurarse con los péptidos sintéticos.

Otra hormona peptídica natural es el glucagón, que es
liberado en las células alfa del páncreas, el mismo órgano
donde también se libera la insulina —pero en las células

beta—. Los efectos del glucagón son fundamentalmente contrapuestos a la insulina. Aumenta la concentración de azúcar en la sangre por medio de la liberación al torrente sanguíneo de toda la glucosa acumulada como glucógeno en el hígado.

LAS INCRETINAS

Hay una serie de hormonas peptídicas que se producen en el intestino y cuya misión es liberar insulina como respuesta a la ingestión de alimentos.

Los péptidos similares al glucagón (GLP) son un tipo de incretinas con enorme interés farmacológico. En efecto, los nuevos análogos de algunas de estas moléculas GLP-1, como la semaglutida, están mostrando grandes beneficios —estudio STEP1— en los pacientes con obesidad —con y sin diabetes *mellitus*, tipo 2 asociada—, para aumentar la sensación de saciedad, destruir la grasa, mejorar los efectos de la insulina y, muy notablemente, reducir el peso, con pocos efectos indeseables. Como dato adicional positivo está la posible reducción del riesgo cardiovascular.

En aquellos pacientes en los que el programa dietético, el ejercicio y la gestión de las emociones sean insuficientes e insostenibles, yo recomiendo el uso de semaglutida en dosis crecientes durante periodos cortos y vigilando muy de cerca la aparición de efectos indeseables leves, como náuseas, y especialmente los más graves, como pancreatitis o retinopatía, o un cáncer tiroideo excepcionalmente raro —de células C—.

En mi experiencia, los pacientes mantienen disciplinadamente el tratamiento durante meses, porque la administración es muy cómoda —una autoinyección semanal— y los resultados se notan cuando se combina con cambios en la dieta y la actividad física.

La mayoría de las hormonas peptídicas, una vez fijadas a su receptor proteico en la membrana de la célula, estimulan la producción intracelular de un segundo mensajero —AMP cíclico— que se une al calcio y activa los sistemas enzimáticos.

LAS HORMONAS ESTEROIDEAS

El colesterol, tras sufrir una suerte de metamorfosis según la cual la molécula va desprendiéndose de ciertos átomos, se transforma en sucesivas hormonas —llamadas esteroideas— con misiones, a veces antagónicas, pero químicamente muy parecidas unas a otras. En este proceso aparecen algunos precursores con propiedades independientes y muy interesantes desde el punto de vista del envejecimiento.

Dado que estas hormonas derivan del colesterol, que atraviesa con facilidad las membranas celulares, el mecanismo de acción no se ejerce sobre un receptor de superficie, sino sobre un receptor intracelular.

La pregnenolona es «la abuela» de todas las hormonas esteroideas, y además de ser la precursora inmediata que proviene directamente del colesterol, su concentración disminuida conforme van pasando los años se ha relacionado con la modulación de los problemas de sueño y de memoria que aparecen en la menopausia en particular y el envejecimiento en general, lo que tiene interés terapéutico.

De la pregnenolona se originan todos los esteroides de veintiún átomos de carbono que se producen en las glándulas suprarrenales y el ovario. Y son básicamente tres:

— La progesterona, encargada de preparar el útero y las mamas para el embarazo.

— La aldosterona, la hormona que controla la retención de sodio por el riñón.

— Y el miembro más importante del grupo, que es el cortisol, la hormona del estrés.

En el siguiente escalón se encuentran los esteroides de diecinueve átomos, cuya «madre» es la dehidroepiandrosterona (DHEA). Esta hormona, además de ser un paso intermedio en la metamorfosis de las hormonas esteroideas, sería como la oruga para las mariposas, así que está dotada de notables funciones, muchas de ellas de importancia en el envejecimiento, como la vitalidad y la felicidad, de extraordinario interés terapéutico en la medicina antienvejecimiento.

De la DHEA se originan la testosterona —hormona masculina— y el estradiol —la hormona femenina—, con misiones opuestas y complementarias en ambos sexos. Resulta curioso comprobar como, tras la eliminación de un simple átomo de hidrógeno —el elemento de menor peso molecular de la tabla periódica—, la molécula de testosterona se transforma en estradiol. Sin duda, alguien debió de saber este pequeño detalle en los tiempos bíblicos que relatan la alegoría judeocristiana de la costilla de Adán.

Las hormonas derivadas de aminoácidos

Los aminoácidos son la unidad bioquímica mínima a partir de la cual se forman los péptidos —moléculas pequeñas— y las proteínas —moléculas grandes—.

Las hormonas tiroideas derivan de la unión de dos moléculas del aminoácido tirosina, que se enriquece con cuatro átomos de yodo, constituyendo la molécula de tiroxina —hormona T4—, que por acción de una desyodasa se transforma —al perder uno de los yodos— en triyodotironina —hormona T3—, más activa, pero bastante menos abundante en sangre. Estas hormonas son esenciales para la vida y el envejecimiento, pues actúan sobre el crecimiento, el metabolismo, la temperatura y el ritmo cardiaco. Su mecanismo de acción se realiza sobre los receptores específicos localizados en el núcleo de las células.

Las hormonas hipotalámicas reguladoras de las hormonas hipofisarias también están constituidas por péptidos pequeños que se denominan con la terminación RH, como el TRH —regulador de la TSH y las hormonas tiroideas—, el GRH —regulador de las hormonas sexuales estimulantes, FSH y LH—, el CRH —regulador de la ACTH y el cortisol— y el GHRH —regulador de la hormona de crecimiento—.

Realizan una compleja misión de estimulación e inhibición para mantener en estado armónico los tres peldaños de la escalera constituida por el escalón de hormonas efectoras, el segundo escalón, que es la hipófisis, y el tercer escalón, que es el hipotálamo.

La melatonina es una hormona que se produce en la glándula pineal —epífisis— derivada del aminoácido triptófano. Su misión no solo se limita al estímulo del sueño, sino que tiene importantes propiedades antioxidantes. Estas dos características hacen de la melatonina una diana terapéutica de primer orden en la medicina antienvejecimiento.

LOS TRANSPORTADORES HORMONALES

Las hormonas esteroideas y las derivadas de aminoácidos circulan en la sangre unidas a transportadores inespecíficos producidos en el hígado, como la albúmina, y otros más específicos e importantes dotados de gran afinidad, con los que se consigue mantener el equilibrio entre la producción y el efecto sobre el órgano diana. Los tres transportadores más estudiados son las globulinas ligadoras de cortisol —transcortina—, de hormonas sexuales (SHBG) y de tiroxina (TBG).

Es esencial discernir entre la concentración total de la hormona y la fracción libre circulante, que es la que en realidad tiene efectos terapéuticos. Por ejemplo, la testosterona total nos informa sobre el estado general del testículo como glándula, pero la forma libre es la que nos dice si la compleja regulación que sucede después de la síntesis es la que está determinando que llegue una cantidad adecuada de la hormona al órgano diana, ya que solo la hormona libre es la que puede penetrar en la célula y hacer, finalmente, el efecto deseado.

La comprensión de este fenómeno es fundamental cuando estamos suplementando la hormona porque si no conseguimos niveles apropiados de hormona libre, no habrá efecto terapéutico y puede haber otras circunstancias que estén alterando el equilibrio de fuerzas.

Muchas condiciones que disminuyen la concentración de hormonas totales reducen, así mismo, el transportador para intentar regular la concentración efectiva de hormona libre. Esto ocurre típicamente en la menopausia —y en la andropausia—, de tal manera que, a pesar de ir perdiendo la concentración de hormonas totales, gracias a la elevación del transportador, todavía se mantienen unos años las funciones hormonales.

Un paciente de cuarenta y ocho años estaba siendo tratado con inyecciones de testosterona por insuficiencia testicular supuestamente asociada a la edad que ocasionaba apatía, aumento de grasa abdominal, pérdida de masa muscular, y disminución del deseo y la potencia sexual, todo en el contexto de una sensación subjetiva de envejecimiento acelerado.

Su médico estaba controlando el tratamiento con la medición de la testosterona, que, al parecer, estaba subiendo de forma aceptable dentro del rango normal.

Tras una exploración cuidadosa me llamó la atención el aspecto de las mamas del paciente, que parecían las de una chica adolescente. Al reevaluar sus resultados hormonales, pude comprobar que el laboratorio solo daba valores de testosterona total. No había datos de testosterona libre ni del transportador (SHBG). Tampoco tenía información de las hormonas femeninas, estradiol y progesterona.

Cuando solicité la determinación de estos parámetros pudimos comprender cuál era la causa de este fracaso terapéutico. Se estaba incrementando la concentración de SHBG y de estradiol, mientras que la testosterona libre estaba solo discretamente aumentada.

Las dosis altas de testosterona, sobre todo las que se administran por vía intramuscular, pueden tener un efecto paradójico. Por consiguiente, es mejor bajar la dosis o utilizar la vía transdérmica antes que insistir aumentando las dosis o la frecuencia de las inyecciones intramusculares. Además, el exceso de testosterona se transforma —aromatiza— en la grasa periférica en estradiol, que puede ocasionar ginecomastia. Esta situación es muy llamativa cuando se abusa de la testosterona —especialmente con fines de aumentar la masa muscular— más allá de los límites terapéuticos.

Sustituir las inyecciones de testosterona por un gel liposomal, aportando dosis más bajas, fue suficiente para conseguir la normalización clínica.

LA SINFONÍA DE LAS HORMONAS

Si algo funciona de forma conjunta y armónica en el organismo son las hormonas. Salvo que haya evidencia clínica en el interrogatorio o en la exploración de algún síndrome muy bien delimitado, en todos los pacientes conviene hacer determinaciones de paneles hormonales completos, siempre que se presente sintomatología compatible con cambios inespecíficos atribuidos al envejecimiento y que afecten al peso o la composición corporal, el estado de ánimo o el cognitivo, el sueño, las digestiones, la vida sexual o el aspecto físico.

Un varón de treinta y siete años acudió a mi consulta por sensación de envejecimiento prematuro. Había ganado mucho peso últimamente debido a un nuevo trabajo muy estresante y absorbente que le obligaba a llevar una vida sedentaria. La comida rápida era la forma más práctica de alimentarse, abusando del azúcar y el alcohol como fuentes de satisfacción.

Se levantaba por la mañana agotado, incluso los fines de semana, cuando podía dormir más horas. Su memoria y atención empezaban a ser un problema en la toma de decisiones de todo tipo, situación que compensaba con el abuso de cafeína. A pesar de que evacuaba varias veces al día, siempre tenía la sensación de estar lleno de gases en el abdomen y de reflujo ácido en la garganta. Su vida sexual se había empobrecido tanto en deseo como en potencia. Su pareja, que era unos años mayor que él, empezaba a preocuparse porque no conseguían tener un hijo, pero especialmente porque su marido se había convertido en una persona muy irritable y de trato y socialización muy difíciles.

En la exploración física el paciente aparecía, además de obeso, con evidente retención de líquido en los tobillos. La presión arterial estaba algo aumentada. Su edad prosopográfica era muy superior a lo que esperaba cuando me dijo la cronológica. Aunque refería que dormía bien, solicité un estudio poligráfico del sueño y un completo perfil bioquímico de hormonas y biomarcadores de envejecimiento, así como un espermiograma y un estudio de disbiosis intestinal.

La primera sorpresa fue comprobar que tenía un índice de apneas muy alto, compatible con un grave síndrome de apnea obstructiva durante el sueño (SAOS). La glucemia, el colesterol, él acido úrico y las transaminasas estaban elevados. En el perfil hormonal llamaba la atención la elevación de la insulina y de la globulina ligadora de andrógenos (SHBG), mientras que la testosterona total y libre, así como las hormonas estimulantes sexuales de la hipófisis (LH, FSH), estaban disminuidas. El cortisol y las hormonas tiroideas se encontraban dentro de rango normal. El espermiograma mostró poco volumen del eyaculado con prácticamente ausencia de espermatozoides. En el estudio de la microbiota intestinal se detectó una disminución de la flora muconutritiva y un gran aumento de las arqueas.

Planteamos una estrategia que incluía cambios drásticos en la alimentación, el ejercicio y la gestión del estrés. Mientras conseguimos que su peso bajara a la escala de los dos dígitos, fue necesario usar ventilador nocturno, tipo CPAP, con el que se solucionó gran parte de la somnolencia diurna y los problemas cognitivos. Unas dosis bajas de testosterona transdérmica y clomifeno —un modulador selectivo de los receptores de estrógenos— consiguieron revertir los efectos sobre la vida sexual y la fertilidad.

En controles sucesivos su aspecto físico, su inteligencia emocional y gran parte del síndrome metabólico habían mejorado notablemente. La longitud telomérica y la acetilación del ADN también mejoraron, al igual que los marcadores de inflamación como la proteína C reactiva.

Desde el inicio del tratamiento, la glucemia, el colesterol y las cifras tensionales se normalizaron. No obstante, aunque las transaminasas se encontraban mínimamente por encima del rango superior, la ecografía seguía mostrando cierto grado de esteatosis —hígado graso—. La adición de simbióticos a una dieta hipocalórica FODMAP fue suficiente para erradicar la sensación de flatulencia. Por su parte, la mejoría en los síntomas de reflujo se podía atribuir a la disminución de la presión abdominal por la adiposidad y los gases intestinales.

Este es un ejemplo muy corriente en la clínica que demuestra como la obesidad lleva a SAOS y a profundos cambios hormonales sobre la insulina —resistencia—, las hormonas sexuales —hipogonadismo con elevación de la SHBG— y, aunque estaban normales, posiblemente a una disfunción en el cortisol, las hormonas enterodigestivas y la leptina.

El envejecimiento hormonal

El sistema hormonal se modifica con el paso del tiempo. Hay tres hormonas en las que estos cambios son más llamativos y sobre los que podemos actuar para desacelerar el envejecimiento.

La hormona de crecimiento (GH)

Es de importancia fundamental en los primeros años de la vida hasta el momento en que se cierra en los huesos el cartílago de crecimiento. En la edad adulta y en la senectud, la disminución de la eficiencia del eje hipofisario —donde se produce la GH)— y el hígado —donde se produce la somatomedina IGF-1— es el motivo por el cual, al menos en parte, disminuye la síntesis de proteínas y la eliminación de los ácidos grasos del músculo, situación que condiciona la aparición de sarcopenia, la degeneración grasa del músculo y la dificultad para reparar lesiones en las personas de mayor edad. Este es uno de los puntos básicos de la vulnerabilidad física que presentan las personas envejecidas.

Curiosamente, en los pacientes con infección por el virus de la inmunodeficiencia humana (VIH) se ha descrito una alteración de la composición corporal —grasa-músculo— asociada a efectos directos del virus y/o a sus tratamientos, que mejora de manera llamativa con la administración de GH.

La secreción de GH es pulsátil y nocturna, de tal forma que la medición basal no es la mejor manera de evaluar su producción, así que es necesaria la realización de su función con pruebas de estimulación —insulina, glucagón, clonidina, macimorelina— para realizar una mejor valoración clínica, que hay que adaptar como es obvio a cada caso clínico en particular.

Una madre me trajo a su único hijo de treinta y ocho años porque estaba notando en él un empeoramiento inespecífico de su calidad de vida. Se encontraba muy débil y con muy poco interés por la vida social. Le costaba mucho incluso dar paseos. Su peso estaba aumentando dramáticamente y le dolían las rodillas al caminar. Notaba un incremento llamativo de la grasa del cuello, del tórax y el abdomen, pero no de las extremidades. En la frente estaban apareciendo arrugas muy profundas que un año antes no tenía tan marcadas.

Como único dato de interés en el interrogatorio la madre me contó que de niño era muy curioso e inquieto y tuvo varias caídas, una desde el techo de la casa al que se había subido para observar cómo funcionaba la chimenea, que le produjo una fractura craneal y que le obligó a permanecer en vigilancia intensiva varios días. No obstante, se recuperó como siempre de la caída sin secuelas aparentes.

La analítica general era bastante anodina y solo destacaba el perfil lipídico, con una notable elevación del LDL y un descenso del HDL.

El panel de estudio hormonal no mostró graves anormalidades, salvo por una discreta disminución —en el rango inferior— de las hormonas tiroideas (TSH, T4 libre). Por su parte, la testosterona libre, al igual que la LH, estaba muy baja y la GH era prácticamente indetectable.

Puesto que la liberación de GH era nocturna y pulsátil, sus valores no eran realmente significativos, por este motivo fue necesario determinar la concentración de somatomedina C (IGF-1), que en gran medida depende del estímulo de la GH para producir sus efectos metabólicos finales y cuya producción se mantiene mucho más estable en el tiempo. En este paciente los valores de somatomedina eran prácticamente indetectables. Este dato aumentó mi sospecha de que el déficit de GH era real.

Aunque la insuficiencia hipofisaria es rara, se presenta sobre todo en personas con antecedentes remotos de radiación, cirugía o traumatismos craneales, como era este caso.

Dado que los efectos de la GH —aumento del azúcar en la sangre a partir del glucógeno hepático, quema de la grasa circulante y desvío metabólico hacia la síntesis de proteínas— se oponen en cierta medida a los efectos de la insulina, decidí intentar poner de manifiesto una mala reserva hipofisaria con la provocación de hipoglucemia con insulina. La liberación de GH en este paciente demostró en efecto un déficit de GH.

Tras instaurar un tratamiento sustitutivo con GH, acompañado de una dieta saludable y un programa de ejercicios ajustado a sus circunstancias, se obtuvo una respuesta espectacular en la desaceleración del envejecimiento y el rejuvenecimiento de la composición corporal, con la desaparición de la obesidad central y el aumento de la masa muscular.

Muchos médicos intentan desacelerar el envejecimiento de sus pacientes con dosis más o menos bajas de GH. Sin embargo, salvo que se trate de un caso de insuficiencia hipofisaria, es necesario recordar que esta hormona no es inocua y puede producir importantes cambios indeseables no reversibles en la fisonomía, como el ensanchamiento de pómulos y barbilla. Otros efectos más serios son el síndrome del túnel carpiano, diabetes tipo 2, retención de líquidos, pasando por dolores osteomusculares y aumento del tejido mamario —ginecomastia—, incluso hasta una mayor incidencia de ciertos tipos de cáncer, especialmente el de colon.

Todos estos efectos son inaceptables si podemos obtener los mismos resultados por otros métodos tal vez menos rápidos y que exigen más dedicación y disciplina por parte del paciente —y también del médico—.

Así mismo, el mercado farmacológico está siendo inundado por una ingente cantidad de moléculas llamadas «péptidos» con propiedades análogas a la somatomedina (IGF-1) que supuestamente deberían estar limitadas al terreno de la investigación, pero que se usan de forma compasiva porque todo indica que están dotadas de efectos especialmente beneficiosos en la reparación del tejido músculo-esquelético, con una rapidez y efectividad a veces milagrosa. Es necesario sopesar el cociente beneficio/riesgo, ya que algunos de estos péptidos se han asociado con grave fracaso renal o hepático. No obstante, ofrecen sin duda un futuro muy prometedor para desacelerar el envejecimiento. En el momento actual, en España ninguno de ellos está autorizado reglamentariamente para su uso como tratamiento médico rutinario.

La melatonina

Es otra hormona que decrece llamativamente con los años y que explica muchos de los fenómenos del envejecimiento relacionados con el sueño y la capacidad oxidativa, ya que está dotada de potentes efectos protectores contra la oxidación que aparece como resultado del paso de los años. Suplementar con dosis altas —más de dos miligramos— no está permitido por las autoridades farmacéuticas en España, pues no está claro que pueda producir más perjuicios que beneficios. Sin embargo, yo he visto pacientes que adquieren el producto en Estados Unidos, tomando dosis elevadas que aparentemente toleran bien. Mi recomendación es, primero, medir el perfil de melatonina en sangre o saliva varias veces al día, y después administrar dosis bajas en aquellos casos en los que sea necesario. No obstante, dado que las interacciones entre insomnio y envejecimiento acelerado por oxidación son múltiples, la administración de dosis bajas antes de acostarse podría tener en ocasiones, en teoría, un carácter preventivo.

Las hormonas sexuales

En la mujer —y menos abruptamente en el hombre— tienen una fecha de caducidad. Una mujer perimenopáusica puede ver sus hormonas —estradiol y progesterona— reducidas cien veces, hasta valores indetectables en pocos meses. Esta caída súbita es la que determina parte del síndrome clínico, que incluye deterioro de la inteligencia emocional, de la memoria y el sueño, así como cambios en la distribución de la grasa con pérdida de la elasticidad e hidratación de la piel, además de un grave empobrecimiento de la vida sexual por la disminución de la libido y la lubricación íntima.

La testosterona puede conservarse en niveles aceptables hasta más adelante en aquellas mujeres que presentan menos síntomas. Por su parte, los sofocos y la intolerancia al calor podrían estar más relacionados con la notable elevación de las hormonas hipofisarias estimulantes (FSH/LH), que ocurre simultáneamente.

Siempre han existido longevos. Ramsés II, un faraón de carne y hueso esculpido cuatro veces sobre la dura roca nubia del templo de Abu Simbel, nació hace treinta y cuatro siglos y está perfectamente documentado que reinó más allá de los noventa años. Sin embargo, la esperanza media de vida al nacer de la población general era ínfima durante esos tiempos lejanos de la XIX dinastía del Imperio Nuevo de Egipto.

Ha pasado mucho tiempo desde entonces y solo en el siglo pasado la esperanza de vida en los países desarrollados ha sido capaz de sobrepasar por término medio a la edad de la menopausia —cuarenta y cinco-cincuenta y cinco años—. En consecuencia, la problemática de la menopausia —y la andropausia— nunca tuvo un impacto relevante en la medicina humana hasta el siglo XX. Es decir, que las manifestaciones clínicas de la menopausia son un «peaje reciente» que estamos pagando ahora por el hecho de tener una vida bastante más larga.

Cuando algún paciente —o colega— me dice que luchar contra los síntomas de la menopausia no es «natural», yo le recuerdo que lo «natural» en la mujer ha sido siempre morir antes de tener que soportar sus inconvenientes. Si asumimos que lo ideal es morir lo más jóvenes posible con el mayor número de años, entonces debemos intentar corregir el deterioro que ocurre en la menopausia cuando las hormonas sexuales empiezan a agotarse.

Una paciente de cuarenta y nueve años vino a verme porque empezaba a no reconocerse en el espejo, ya que cada día notaba de forma llamativa el envejecimiento de su rostro. Refería que su cuerpo no era el mismo y que de repente su piel estaba perdiendo elasticidad, y el equilibrio entre la grasa que se acumulaba por todas partes y el músculo parecía disiparse de sus extremidades. Se encontraba cansada, deprimida e irascible, mucho más de lo que justificaba su lucha diaria contra los problemas cotidianos. De repente, no conseguía conciliar el sueño y cuando finalmente se dormía, la despertaba el sudor y una racha de sofocos que le subía por el cuello.

Su atención y su memoria habían empeorado. Sus digestiones eran más difíciles y se encontraba llena de gases en el abdomen y de líquido en las piernas. Le preocupaba la sequedad que inundaba su piel y, en especial, sus partes más íntimas. Ahora, cuando se encuentra en el dormitorio, tiene más interés en ver una serie en una plataforma televisiva que en retozar con su marido, cosa que a él, recíprocamente, también le está sucediendo.

—Me estoy haciendo mayor de una forma acelerada y no me gusta —me aseguró.

A lo que yo contesté que no se estaba haciendo mayor, ya que se puede ser joven a cualquier edad, lo que se estaba haciendo era menopáusica, que son dos cosas distintas.

En efecto, la menstruación no le bajaba desde hacía varios meses, pero en el interrogatorio no se encontró ningún dato de otro tipo de patología subyacente. No refería antecedentes personales ni familiares de cáncer de mama; tampoco accidentes vasculares arteriales ni venosos.

Un estudio hormonal completo confirmó mis sospechas que ya hubiera tenido cualquier médico recién graduado. En la analítica se observaba una notable elevación de las hormonas sexuales estimulantes (FSH, LH), además de la práctica desaparición del estradiol y la progesterona. Los precursores, DHEA y pregnenolona, también estaban bajos y solo resistía, en el límite inferior de la normalidad, la testosterona libre por disminución de la SHBG.

Aportaba los resultados de su examen ginecológico anual, con mamografía y citología negativas.

Después de observar que los estrógenos «malos» (4-OH) en la orina estaban en niveles aceptables y que en el estudio genómico no existía mayor riesgo de accidentes cardiovasculares, trombóticos ni oncológicos, decidimos realizar una sustitución hormonal personalizada con geles liposomales de estradiol, progesterona y testosterona —en dosis muy bajas—, así como la adición de DHEA y pregnenolona, a la vez que adaptógenos naturales del metabolismo estrogénico como la metionina y el indol-3-carbinol.

Pasados tres meses de tratamiento vino a verme para realizar un control y me dijo, con la miel en los labios:

—¡Doctor, me ha cambiado la vida!

7
LAS TOXINAS

Toneladas de sustancias químicas y abundantes radiaciones electromagnéticas están en contacto con el organismo a lo largo de toda nuestra vida, sin que muchas veces seamos conscientes de ello. Suelen entrar por la boca, los bronquios o a través de la piel. Algunas de estas toxinas son eliminadas sin cambios por la orina, las heces, el sudor o el aliento. Otras, sin embargo, tienen que ser inactivadas primero, normalmente en el hígado, para luego poder ser eliminadas, bien por la bilis para acabar formando parte de la materia fecal, bien por el riñón para ser excretadas por la orina. Por su parte, dependiendo del tipo ionizante o no ionizante de las radiaciones, la energía absorbida por el cuerpo produce más o menos efectos.

El metabolismo hepático funciona de forma parecida a la limpieza de los residuos domésticos. En una primera fase se inactiva la basura introduciéndola en bolsas; y en una segunda fase las bolsas son transportadas fuera de la casa para evitar que se acumulen en el interior. No basta solo con uno de estos pasos, los dos deben funcionar de modo coordinado para que el proceso de detoxificación funcione de manera correcta.

En la fase hepática I las enzimas de inactivación forman parte de la superfamilia conocida genéricamente como cito-cromo P450 (CYP), cuya funcionalidad presenta gran variabilidad interpersonal en función de los distintos polimorfismos genómicos (SNP).

En muchas ocasiones la detoxificación hepática produce estrés oxidativo con generación de radicales libres (ROS) que pueden producir daño en el ADN y en las proteínas celulares, causando envejecimiento acelerado. Estos ROS deben ser neutralizados por medio de otras enzimas, cuya actividad, al igual que las distintas CYP, también está sujeta a variabilidad genética. Las radiaciones ionizantes, los pesticidas, los metales pesados, las aflatoxinas y los plásticos son algunos ejemplos de fenómenos en los que se producen radicales libres.

Los sistemas enzimáticos hepáticos están modulados por factores reguladores. Ciertas variantes genómicas disminuyen la capacidad reguladora y, en consecuencia, la defensa frente al estrés oxidativo.

En la fase hepática II las sustancias aumentan su solubilidad por medio de diversas reacciones. El glutatión es uno de los mecanismos más importantes de este grupo que participa en diversas enfermedades medioambientales, muchas de ellas produciendo cáncer en varias localizaciones.

En algunas variantes genómicas la actividad enzimática puede suponer que la actividad de estos sistemas enzimáticos sea nula, ocasionando un grave riesgo de enfermar, especialmente en consumidores de comida cocinada en griles, barbacoas o freidoras.

En definitiva, los dos procesos hepáticos, fase I y fase II, pueden inducirse o bloquearse de manera específica por otras sustancias. Además, existe una amplia variabilidad genética con numerosas variantes (SNP) que, curiosamente, pueden resultar a la vez favorables o perjudiciales para cada circunstancia en particular. El conocimiento de esta variabilidad genómica se aplica en la llamada medicina predictiva, personalizada y proactiva, sobre todo en lo referido al uso racional de los medicamentos —farmacogenómica— y los suplementos nutricionales —nutrigenómica—. Este tipo de pruebas permite en la actualidad, por ejemplo, que las interacciones y los efectos de los medicamentos en su mayor parte dejen de ser una cuestión de azar o «mala suerte».

La utilidad es máxima en pacientes que necesitan tomar varios medicamentos. Las reacciones adversas medicamentosas son muy frecuentes y algunas potencialmente mortales. Los estudios genómicos son útiles para recomendar, ajustar dosis o desaconsejar tratamientos de sustitución hormonal en pacientes menopáusicas que podrían beneficiarse de estas terapias.

Incluso la necesidad de suplementos nutricionales también se puede personalizar con este tipo de estudios. Por ejemplo, las personas que tienen aumentada la actividad de la fase I hepática no deberían consumir grandes cantidades de crucíferas —brócoli, coles de Bruselas, nabos o coliflores—, ya que estos vegetales, beneficiosos en las circunstancias opuestas, aumentarían todavía más las enzimas de la fase I. Incrementar el número de bolsas de basura sin favorecer al mismo tiempo la capacidad de transportarlas al exterior podría ocasionar en sí mismo un problema añadido de toxicidad, como es el caso de la activación de los receptores estrogénicos en mujeres menopáusicas.

La toxicidad aguda suele ser más fácil de identificar que de tratar, así es que la prevención es la herramienta fundamental para evitarla. Sin embargo, aunque el organismo está preparado para hacer frente a la mayoría de las sustancias, la toxicidad crónica es una realidad muchas veces infradiagnosticada y malinterpretada. El denominador común en la mayoría de los casos son signos y síntomas compatibles con el envejecimiento acelerado.

Es esencial intentar prevenir e identificar la aparición de toxinas específicas como parte del proceso de detoxificación. Obviamente, el sentido común o la sabiduría popular no siempre son suficientes, así que a veces es necesaria la ayuda de profesionales con experiencia en el tema.

A menudo es conveniente potenciar algunos de los mecanismos naturales de eliminación de toxinas, que, en el caso del riñón y la piel, pasan por aumentar la cantidad de agua que se hace circular y ayudan a eliminar las toxinas de una forma natural.

Las sustancias con propiedades diuréticas pueden ayudar siempre y cuando los riñones funcionen perfectamente y la cantidad de agua en el organismo sea suficiente. La mayoría de las frutas, por su gran contenido en agua, son fundamentales para este fin. Dentro de los productos naturales a los que se les atribuye de una forma más o menos comprobada una supuesta capacidad diurética están el té verde, el diente de león, el jengibre, el perejil, el espino, el enebro y la alcachofa.

En el caso de alimentaciones deficitarias o poco saludables, o cuando las variantes genómicas no son favorables o hay un aumento de las necesidades de micronutrientes

—como sucede con el consumo de alcohol— o la permeabilidad de las toxinas está aumentada —como en el caso de la disbiosis intestinal—, no parece desatinado aportar de modo razonado por medio de la alimentación o suplementación natural o incluso química con aquellos productos que se presuma que puedan estar deficitarios.

Las pautas y los protocolos han de ser personalizados y supervisados por expertos, ya que no abundan los estudios que avalen de manera científica estas prácticas y, por tanto, no se pueden hacer recomendaciones generales.

Un paciente de sesenta años notaba que estaba envejeciendo de forma acelerada desde que, hacía dos años, sufriera un episodio de angina de pecho que se había saldado con la colocación de un estent en la coronaria descendente anterior.

Le preocupaba en especial su memoria y su aparato locomotor. Se quejaba de dolores musculares y articulares difusos que habían empezado a mermar su calidad de vida. Ya no tenía ganas ni fuerza para hacer el ejercicio que solía practicar. Además, tenía una leve pero continua tos no productiva que empeoraba más las cosas. Presentaba disfunción eréctil que no había tenido antes del evento cardiovascular. Había consultado a su cardiólogo, quien había achacado sus problemas a la combinación del paso de los años con un síndrome depresivo-ansioso propio de quien ha sobrevivido a una enfermedad potencialmente mortal. También a su médico de cabecera, al que conocía de muchos años, llegando a la conclusión de que tal vez los problemas se debían más a un envejecimiento acelerado que a un trastorno psiquiátrico. Este es el motivo por el que acudió a mi consulta en busca de una segunda opinión.

La exploración física era aceptable, salvo por sobrepeso y algunas lagunas leves de memoria. Aportaba una analítica impecable en términos de hemograma, azúcar, colesterol, riñón y minerales. Las transaminasas hepáticas estaban ligeramente aumentadas, sobre todo la GOT, que su médico había atribuido al consumo moderado de alcohol en el pasado. En la radiografía de tórax y en los demás datos del último chequeo cardiológico no había cifras preocupantes, incluyendo electrocardiograma, troponina y BNP.

Por mi parte, solicité un perfil de hormonas —tiroideas, sexuales y suprarrenales—, que no mostró anormalidades significativas. También pedí un perfil de enzimas musculares —aldolasa, CK total y MB, así como una nueva troponina para distinguir entre lesión del músculo cardiaco y el esquelético—. Tanto la aldolasa como la CK total vinieron moderadamente elevadas.

En el interrogatorio habíamos recordado con el paciente todos los medicamentos que estaba tomando, que incluían aspirina, enalapril, bisoprolol y atorvastatina.

Ante la sospecha de efectos indeseables de alguno de estos fármacos, realizamos un estudio farmacogenómico que nos sirvió para identificar con certeza al menos a un sospechoso.

Todos los medicamentos que reducen el colesterol en el grupo de las llamadas estatinas actúan inhibiendo la enzima HMG-CoA reductasa, que regula la velocidad de síntesis del colesterol hepático y aumenta la captación hepática de colesterol a través del receptor de baja densidad (LDL). El polipéptido transportador de aniones orgánicos participa favoreciendo de manera eficiente el paso del medicamento para evitar que se acumule.

En este paciente encontramos una variante genómica que cursa con una actividad funcional muy baja del gen SLCO1B1. Sin embargo, la enzima hepática encargada de inactivar las estatinas en la fase I hepática tenía un SNP favorable. En consecuencia, el exceso de atorvastatina acumulada en el torrente sanguíneo estaba bloqueando la producción de coenzima Q10, que es la base de la producción de energía en el músculo, con los consiguientes síntomas de dolor y falta de energía.

Por este motivo decidimos suspender la atorvastatina y suplementar con CoQ10. Dada la importancia del metabolismo lipídico en un paciente con antecedentes cardiovasculares, planificamos una dieta pobre en grasas animales, suplementada con productos naturales —cúrcuma, arroz rojo, berberina, semillas de lino— para ayudar a la reducción del colesterol malo (LDL) y el aumento del colesterol bueno (HDL).

Tres meses después, las molestias musculares habían desaparecido. Además, al conseguir alivio del dolor y la fatiga, el paciente había vuelto a practicar deporte de una forma constante y moderada, con lo que las cifras de colesterol no subieron de manera significativa.

Dejamos pendiente para discutir con el cardiólogo la necesidad de añadir uno de los modernos inhibidores de la proteína PCSK9, como el evolocumab, con menos efectos indeseables que el placebo, en caso de que solo con medidas naturales el perfil de colesterol no alcanzara los niveles deseados.

Los síntomas neurológicos, sin embargo, no mejoraron de una forma llamativa. Hay muchos estudios contradictorios sobre la relación entre demencia y estatinas, unos a favor y otros en contra, probablemente por la dificultad de separar la demencia vascular de la enfermedad de Alzheimer. En cualquier caso, una concentración tóxica de atorvastatina en la sangre no parecía la mejor manera de ayudar a sus problemas de demencia.

Aunque una jugada mayor quita otra menor, se debe informar al paciente de que no siempre es posible conseguir un equilibrio perfecto entre ganar calidad de vida y mejorar la supervivencia. No son solo los oncólogos los únicos especialistas que deberían negociar este dilema con sus pacientes.

Así que las otras dos molestias que le preocupaban, la tos y la disfunción eréctil, tal vez podrían estar relacionadas con medicamentos, de modo que también dejamos en manos del cardiólogo la valoración de la necesidad de continuar con el ramipril —que estaría produciendo la tos, como muchos inhibidores de la enzima convertidora de angiotensina— y el bisoprolol —que estaría empeorando la disfunción eréctil, como muchos betabloqueantes—.

Las toxinas pueden entrar al cuerpo de forma consciente —como ocurre con las drogas recreativas— o de manera más o menos inconsciente, cuando entramos en contacto, por ejemplo, con los pesticidas de los alimentos, los metales pesados, los gases industriales o las radiaciones del espectro electromagnético.

Las sustancias químicas tóxicas incorporadas de una forma crónica y regular en el cuerpo, de manera consciente, son la causa prevenible más importante de envejecimiento acelerado que nos roba vida a los años y años a la vida.

El tabaco

Cada vez que fumamos un pitillo estamos lesionando, de forma muchas veces irreversible, los bronquios y el tejido pulmonar. Además, el humo del tabaco sirve de vehículo a numerosas toxinas que afectan en mayor o menor medida a todo el organismo.

El efecto tóxico del tabaco sobre la salud se mide en una unidad que se llama paquetes-año. Para calcular esta variable basta con conocer el promedio de paquetes de cigarrillos fumados cada día —por ejemplo, un paquete— y multiplicarlo por el número de años fumando ese promedio —supongamos que cuarenta—. La persona que acabamos de mencionar tendría un riesgo para su salud equivalente a cuarenta paquetes-año —un paquete por cuarenta años—. Si hay distintos promedios de paquetes fumados a lo largo de la vida, entonces hay que calcular el de cada uno de los distintos periodos y después sumarlos. Por ejemplo, si en el caso anterior los primeros diez años el paciente fumó medio paquete al día y los restantes treinta años fumó un paquete al día, entonces el riesgo final para este paciente concreto serían treinta y cinco paquetes-año. Es decir, que tan importante es fumar pocos cigarrillos como también fumar durante pocos años.

El número de paquetes-año es como la velocidad, a más velocidad más riesgo de accidente, si bien este parámetro no tiene en cuenta las predisposiciones genéticas que hacen a algunas personas más vulnerables que otras. No obstante, es un indicador para comparar riesgos.

Se ha estimado que, sin separar por grupos en función del sexo o los factores genéticos, una persona que lleva fumados cuarenta paquetes-año está restando por término medio diez años a su esperanza de vida al nacer. Como es obvio, no es solo que fumar mucho significa renunciar a vivir los últimos diez años, sino que también se compromete en diversa medida la calidad de vida, con sufrimiento innecesario y tiempo y dinero perdidos por visitas al médico debido a infecciones respiratorias o ingresos hospitalarios por agudización de bronquitis, neumonía, broncoespasmo o cáncer.

Hoy esta cuestión es conocida por la mayoría de los fumadores adultos. No parece, por tanto, necesario insistir en los beneficios de dejar de fumar, hoy mismo mejor que mañana.

En mi experiencia, si un fumador sigue fumando un número importante de cigarrillos de manera regular, no se trata de una actitud aislada de un «viva la vida» ni de un estado de inconsciencia transitoria. El mantenerse de forma crónica en el hábito se debe a una fuerte dependencia física y psíquica contra la que el fumador sensato, antes que ignorar o tratar de excusar, debe buscar ayuda para superarla.

Hay dos grupos de toxinas en el tabaco: el alquitrán y la nicotina. El primero es una especie de lava que entra a las vías aéreas desde el extremo del pitillo, donde arde a una temperatura altísima de casi mil grados centígrados hasta su llegada a las vías aéreas inferiores, donde se enfría, produciendo a su paso la destrucción completa de los mecanismos de limpieza de los bronquios, que se lleva a cabo por pequeños pelillos —cilios—, dotados del mismo movimiento que un cepillo de dientes eléctrico, que quedan tristemente destrozados por las coladas de alquitrán que entran por la garganta.

Quien quiera que haya diseñado nuestros pulmones, desde luego nunca imaginó que fuésemos a fumar. De haberlo si quiera sospechado, habría creado orificios, como el ano, para que el magma saliera de los pulmones por algún sitio, pero lamentablemente la lava permanece en los pulmones y el proceso de extracción es muy lento y difícil. Sin embargo, aunque el diseño tuvo en apariencia este error inicial de cálculo, la capacidad del pulmón fue magnificada, por lo que pudiera pasar, siendo muy superior —tal vez cuatro veces— a lo que en realidad necesitamos. Este es el otro motivo por el cual los fumadores no abandonan su hábito, porque no notan los efectos nocivos sobre los pulmones hasta que es demasiado tarde y el tabaco ha destruido ya un mínimo de tres cuartas partes de la capacidad pulmonar.

La inmensa mayoría de las veces que tenemos disnea —«hambre de aire»—, cuando sometemos al cuerpo a una actividad física al límite de la capacidad máxima a la que tenemos entrenado el organismo, esta sensación se debe más a la incapacidad del corazón que de los pulmones para aumentar el esfuerzo físico.

Pocas cosas envejecen más que tener sensación de fatiga con las actividades de la vida cotidiana; y, al revés, conforme pasan los años, al tener menos capacidad funcional, debemos cuidar los pulmones aún más si cabe si queremos mantenernos jóvenes a cualquier edad.

El alquitrán, antes de destruir las vías aéreas, las inflama produciendo mucosidad que impide el paso del aire a través de ellas, ocasionando tos, expectoración y ruidos, que es lo que se conoce como bronquitis crónica.

Este proceso es muy complejo e involucra a varias células inmunitarias y a centenares de productos que, además de inflamación, producen contracción de los músculos bronquiales, destrucción de proteínas —metaloproteasas—, fibrosis del colágeno, apoptosis —muerte— celular y cambios en el epitelio que van desde la hiperplasia hasta el cáncer. La sobreinfección debido a la disbiosis de la microbiota respiratoria acaba por cerrar el círculo vicioso autodestructivo que en personas predispuestas produce la desaparición física de pulmones, que es la condición que se conoce como enfisema.

Imaginemos que el pulmón es una esponja enorme cuya misión es absorber la sangre que brota del corazón a través de las arterias pulmonares. Pues bien, cada cigarrillo que fumamos es como un pequeño pellizco que le damos a esa esponja para hacer más grandes los minúsculos orificios de que consta la esponja. Al final, los agujeros se hacen cada vez más grandes hasta el punto de no servir más como esponjas porque ha desaparecido completamente su capacidad de absorción. En este momento es necesario administrar oxígeno suplementario para evitar la sensación de «hambre de aire».

La otra toxina que contiene el tabaco es un alcaloide que recibe su nombre en recuerdo de Jean Nicot, embajador francés en Portugal a comienzos del siglo XVI, que ostenta el dudoso honor de haber introducido el consumo del tabaco en Francia.

La nicotina es una sustancia, a la vez estimulante y ansiolítica, con enorme capacidad adictiva —la única entre el medio millar de sustancias que contiene el tabaco— que actúa fundamentalmente como agonista de los receptores colinérgicos nicotínicos. También existe una importante dependencia física y psíquica que incluye ideas depresivas, estrés, ansiedad, irritabilidad, dificultad para concentrarse y problemas de sueño, que fuerzan a mantener el hábito para evitar el síndrome de abstinencia. La tolerancia es otra característica que obliga, en sujetos predispuestos, a consumir cada vez una dosis mayor.

La nicotina estimula, por una parte, el eje de la recompensa y, por otra, la liberación de opiáceos endógenos, que también producen dependencia. Los efectos cardiovasculares de la nicotina incluyen vasoconstricción periférica, palpitaciones e hipertensión.

Los efectos metabólicos son parecidos a los que produce la diabetes tipo 1, con pérdida de peso y de apetito que pueden rebotar al suspender el hábito, así que es fundamental llevar a cabo un programa dietético adecuado para evitar ganar peso al dejar de fumar. Este aspecto es muy importante, porque la posibilidad de engordar es una de las excusas que ponen la mayoría de los fumadores para no abandonar sus hábitos tóxicos.

La nicotina se metaboliza en el hígado por medio de las enzimas del grupo1 hepático, que transforman la nicotina en cotinina que pasa al cerebro, donde ejerce su efecto, y se elimina finalmente por el riñón. Ciertas variantes genómicas (SNP) están presentes en no fumadores y en los pacientes que responden con más facilidad a la deshabituación tabáquica.

Una paciente fumadora de cuarenta y dos años tenía un riesgo acumulado de treinta paquetes-año. Buscaba ayuda para abandonar el hábito porque tosía después de hacer deporte, aunque no notaba que su capacidad funcional pulmonar estuviera deteriorada, puesto que seguía realizando largas caminatas con su perro todos los días sin ningún inconveniente. Le preocupaba también el aspecto físico de los dedos y uñas, que comenzaban a ponerse amarillentos. Además, el odiado código de barras sobre el labio superior empezaba a hacer acto de presencia, mucho antes que sus amigas no fumadoras de la misma edad cronológica. Pero por encima de todo, lo que más difícil le resultaba sobrellevar eran las continuas súplicas de su hijo de ocho años.

—Mamá, no fumes, por favor, que es malo para ti y para mí —decía cada vez que la veía fumar.

Después de seguir un protocolo para dejarlo, de tan solo una semana, la paciente consiguió abandonar su hábito mucho más fácilmente de lo que ella esperaba. Un año después, se mantenía sin fumar y muy satisfecha y orgullosa de haber podido controlar un factor de riesgo que en el futuro le podría haber costado una grave pérdida de calidad de vida y enfermedades crónicas del pulmón y/o el corazón.

En mi experiencia, la motivación propiciada por los familiares es cada vez más importante como impulso para dejar de fumar. Por fortuna, la educación está modificando los modelos saludables de los más jóvenes y el fumar ya no es el acto glamuroso o viril que fomentaba la publicidad o el cine hace años. Sin embargo, los jóvenes todavía siguen fumando mucho por otros motivos. Es una pena que los amigos no influyan positivamente de la misma manera. Por eso tienen que ser las autoridades las que salgan en defensa del bien común y el uso racional de los recursos sanitarios. Cualquier excusa es bienvenida para dejar de fumar, si la dependencia física y psíquica no nos deja tomar la decisión por nosotros mismos.

«Dejar de fumar» es un libro que se escribe en tres capítulos. Uno primero, muy largo, en el que durante meses o años el paciente está deshojando los pétalos de la margarita de su fuerza de voluntad, diciendo un día «hoy quiero dejar de fumar» y, al día siguiente, «no puedo hacerlo, es superior a mis fuerzas».

Este primer capítulo solo termina cuando el paciente es capaz de escribir: «Hoy decididamente voy a dejar de fumar». Muchas personas no se acaban de decidir dándose argumentos del tipo: «La vida está para disfrutarla», «de algo hay que morir», «fumar es el único vicio que tengo», «hay mucha gente que fuma y su salud no sufre», para no asumir que el fumar no es la solución, sino una de las causas de los problemas de estrés, ansiedad, concentración o insatisfacción que padecen.

Yo recomiendo plantearse esta primera fase como un divorcio. Lo primero es reconocer que la relación resulta —nunca mejor dicho— tóxica, y que, por tanto, debemos ponerle fin para siempre de igual manera que lo haríamos con una pareja tóxica si creemos que la decisión es la correcta. No se deben poner excusas. Se debe tomar la decisión firme y todo a continuación será más fácil.

Tan pronto como el paciente decide «divorciarse» del tabaco, entonces buscamos al experto que realice el mejor acuerdo posible. Este es el segundo capítulo del libro de «dejar de fumar».

Según la personalidad del paciente o los medios de los que disponga, puede intentar hacerlo por su cuenta o con la ayuda de un buen bufete de expertos en la materia. El resultado, a menos que el paciente tenga una voluntad de hierro, va a ser mucho más fácil y rápido siguiendo los consejos de un equipo especializado.

Hay dos maneras de llegar al acuerdo definitivo: hacerlo de inmediato o con un periodo de cohabitación. Es decir, se deja de fumar de un día para otro o se intenta reducir de manera paulatina el número de cigarrillos en un tiempo más o menos duradero.

En mi experiencia, aquellos que son capaces de dejar de fumar de forma inmediata tienen más probabilidades de éxito. Así que recomiendo siempre la primera opción, aunque sin excluir la alternativa menos drástica.

Otra decisión importante es estimar si el paciente va a necesitar ayuda farmacológica para atenuar el síndrome de abstinencia, bien con nicotina —parches, chicles, espray sublingual—, bien con algunos de los psicofármacos de venta con receta en farmacias, como ansiolíticos o antidepresivos.

La vareniclina —Champix—, que veníamos usando con mucho éxito, lamentablemente fue retirada del mercado por encontrarse niveles elevados de nitrovareniclina, una nitrosamina —grupo de compuestos cancerígenos— como subproducto contaminante, imposible de eliminar durante el proceso de síntesis química.

Hay muchas técnicas alternativas más o menos contrastadas científicamente para ayudar a dejar de fumar que van desde la hipnosis hasta la acupuntura, pasando por sesiones con láser, auriculoterapia o moxibustión. Dado que se trata de procedimientos inocuos y teniendo presente que el efecto placebo cuenta a favor del paciente, en principio podría intentarse una o varias de ellas, o cualquier procedimiento capaz de eliminar el estrés con masajes —reflexología, shiatsu, tui na—, estiramientos —yoga, taichí, chi kung— o actividades acuáticas —watsu—, siempre con la idea de ayudar a conseguir superar la fase del síndrome de abstinencia que dura aproximadamente una semana.

En cualquier caso, es necesario dar alternativas que sustituyan los comportamientos aprendidos asociados al consumo del tabaco, en caso de estrés, ansiedad, necesidad de concentración o ideas depresivas. Hay distintas técnicas que los psicólogos clínicos conocen bien. A veces basta con el apoyo de un *coach,* familiar o amigo que proporcione la ayuda precisa.

El tercer capítulo del libro, «De cómo no volver a fumar otra vez», es el más largo de los tres. Por desgracia, muchos pacientes tienen dificultades para no recaer. Cuando a Groucho Marx, que siempre iba con un puro entre los dedos, le preguntaron por qué era tan difícil dejar de fumar, él contestó —con ese humor ácido que lo caracterizaba—:

—¿Difícil dejar de fumar? Nada de eso. ¡Yo he dejado de fumar muchas veces!

Así que no se debe subestimar la capacidad de «enganche» que tiene un solo cigarrillo, incluso años después de haber abandonado el hábito. La recomendación que siempre hago a mis pacientes que quieren «divorciarse» del tabaco solo una vez en la vida es que antes de encender un cigarrillo se den veinticuatro horas de límite para pensarlo. Ante cualquier circunstancia estresante o factor perturbador que induzca el consumo de nuevo, si no tenemos a mano la nicotina o un *coach,* el paciente debe decirse a sí mismo —de forma automática—: «Hoy no encenderé ningún pitillo, en cualquier caso me lo fumaré mañana». Esta frase ha de repetirse siempre que se tengan ganas de fumar. Está demostrado que con el paso del tiempo las ganas disminuyen, al igual que la sensación de que se puede recaer muy fácilmente, por lo que debe haber una estrategia preconcebida e inmediata para evitar caer en la tentación. Darse un día de plazo supone favorecer que las circunstancias que empujan a fumar puedan cambiar y, así, con el viento a favor, es más fácil que tomemos la decisión correcta de no volver a fumar.

Una pareja joven de vecinos que acababa de tener un hijo sabían que yo era médico, así que un día, de madrugada, llamaron a la puerta con desesperación. Rápidamente me puse un abrigo y les acompañé a su casa. En medio de una crisis de ansiedad me condujeron a la habitación donde dormían con su bebé recién nacido. Ambos me señalaban la cuna del niño, diciéndome que algo le pasaba porque parecía que no respiraba. Pronto me di cuenta de lo sucedido e intenté reanimar al recién nacido, que, a juzgar por la frialdad y rigidez del cuerpo, llevaba ya horas muerto.

A la vez que realizaba las maniobras de reanimación del bebé, sugerí a los padres llamar inmediatamente a una ambulancia del Servicio de Emergencias. Mis esfuerzos por salvarle seguían sin surtir efecto cuando el equipo de urgencias tomó el relevo. Después de muchos intentos, también sin éxito, no pudimos más que certificar la muerte del pequeño.

Esta ha sido una de las experiencias más tristes que he tenido que vivir como médico. Los padres lloraban desconsoladamente y no entendían lo que había ocurrido.

La muerte súbita del lactante es una enfermedad relacionada con el hábito de fumar cigarrillos de los padres. La relación estadística es clara, pero no es la única causa.

Para evitar este trance los padres no deberían fumar nunca en la habitación donde duerme un recién nacido. Hay más factores que el humo del tabaco; sin embargo, la relación con el tabaco está plenamente demostrada.

Hay también otras enfermedades relacionadas con el tabaco que en apariencia cuesta trabajo explicar, pero que se asocian estadísticamente de forma significativa al tabaco. La muerte súbita del lactante es una de ellas; la otra es la rotura de un aneurisma aórtico por disección aguda, causando también la muerte súbita del adulto que la sufre.

En definitiva, no es solo patología pulmonar la que se asocia con el tabaco. Además, hay tumores muy alejados del pulmón, como en la vejiga, el páncreas o la vulva, que se relacionan con el hábito de fumar, sin que tengan que aparecer necesariamente lesiones pulmonares graves. La prevención en estos casos pasa por evitar el contacto activo y pasivo con el humo del tabaco.

CACHIMBA, NARGUILE, SHISHA O HOOKAH

Es un sistema en el que el tabaco se «purifica» con agua normalmente saborizada. Es una costumbre originaria de Persia. En Europa es de uso cada vez más extendido como ritual social, según el cual varias personas se reúnen alrededor de un dispositivo de grandes dimensiones que comparten alternativamente, aspirando el humo del tabaco vaporizado que se genera en su interior. Aquí, se añade un riesgo muy alto de infecciones respiratorias agudas —coronavirus— y crónicas —mononucleosis infecciosa— con graves implicaciones potenciales para la calidad de vida y el envejecimiento.

Una sesión de cachimba proporciona más inhalaciones de humo, más nicotina y más monóxido de carbono que un cigarrillo, si bien las sesiones de cachimba no suelen repetirse en el día. En cualquier caso, se estima que una sesión equivale a un paquete completo de cigarrillos.

EL VAPEO

Los distintos tipos de vapeadores electrónicos introducen menos sustancias tóxicas que los cigarrillos para quemar, pero añaden saborizantes y otras sustancias tóxicas. La cantidad de nicotina es variable; sin embargo, puede llegar a ser mucho más alta que la de un cigarrillo.

A veces se usan para inhalar marihuana y otras drogas. Las consumen los jóvenes, aunque también adultos rezagados que se han enganchado al hábito.

Los efectos a largo plazo todavía son desconocidos porque son dispositivos relativamente modernos, pero de manera análoga al tabaco, si se consumen de forma crónica, se presumen los mismos daños irreversibles en las arterias coronarias y el pulmón, además de los derivados de los saborizantes y los otros posibles tóxicos añadidos.

CANNABIS (MARIHUANA)

La marihuana es una mezcla de hojas y flores trituradas de la planta del cáñamo. Al ser un producto ilícito, muchas veces se le agregan otras sustancias con los fines más variados. Así que, a menudo, como con todas las drogas ilegales, es difícil saber qué es lo que realmente se está consumiendo. Además, es corriente la práctica de juntar el cannabis con el tabaco. La mezcla se fuma en porros, pipas, cachimbas o cigarros.

Existe también la resina, que es el resultado de un proceso de concentración para obtener un transporte más compacto y un efecto más intenso. Además, la droga se puede introducir por vía digestiva o transdérmica.

El principio psicoactivo que lleva la marihuana es el delta-9-tetrahidrocannabinol (THC), que forma parte del grupo del medio millar de cannabinoides que se detectan en la planta y que son moléculas con estructura química similar a sustancias producidas por el organismo —los llamados endocannabinoides— en el sistema nervioso como respuesta a ciertos estímulos.

Normalmente, cuando se fuma, produce una euforia placentera y una sensación de relajación, además de risa sin causa aparente y aumento del apetito, así como cambios en las percepciones temporales y sensoriales. Sin embargo, cada persona puede reaccionar de una manera distinta, a veces incluso contraria a la mayoría, dependiendo del grado de tolerancia —dosis que necesita de la droga— y dependencia —tiempo que lleva consumiéndola—.

Aunque los efectos agudos de tipo alucinatorios y de personalidad suelen ser transitorios, una de las complicaciones a largo plazo más temida es el desarrollo, en personas vulnerables, de una esquizofrenia que, obviamente, significa una gran pérdida de la calidad de vida y, junto con los tratamientos necesarios para su control, un envejecimiento prematuro muy llamativo en los demás ámbitos de la salud.

Por otra parte, la dependencia de la droga, cuando el cerebro adapta la producción y sensibilidad de los receptores de sus propios endocannabinoides, puede crear trastornos de personalidad que incluyen irritabilidad, inquietud psicomotriz, insomnio y trastornos del apetito. La dependencia se transforma en adicción, lo que supone una grave interferencia para realizar las actividades de la vida diaria. En torno al 10 % de los que consumen la droga con regularidad acaban desarrollando adicción. Esta proporción casi se duplica si el consumo empieza en edades por debajo de los veinte años.

A diferencia del tabaco, cuando hay adicción a la marihuana, el protocolo de desintoxicación y deshabituación debe llevarse a cabo en un medio especializado y con profesionales entrenados para controlar las complicaciones agudas y las tardías de esta adicción y los riesgos para la salud que inducen la necesidad imperiosa de consumir la droga.

Hoy en día hay una corriente de opinión favorable al uso del THC debido a sus propiedades para tratar enfermedades crónicas que en la actualidad tienen tratamientos poco exitosos, especialmente el dolor, sobre todo relacionado con fibromialgia, cáncer o neuropatías. También se ha recomendado para las náuseas o vómitos ocasionados por la quimioterapia.

El tratamiento de la anorexia que presentan pacientes con VIH/sida o cáncer es otro de los usos medicinales. Por último, hay menos evidencia de que pueda ser útil en ciertos pacientes con convulsiones epilépticas, con dolor y diarrea de la enfermedad inflamatoria intestinal, con espasmos musculares por esclerosis múltiple e hipertensión ocular por glaucoma crónico.

El cannabidiol (CBD) es el segundo cannabinoide en cantidad que se extrae de la planta. Muchas veces va mezclado con el THC. Si la concentración es superior al 0,3 %, podrían aparecer ya efectos psicotrópicos de los que carece el CBD. Se ha usado, además de para el dolor, para controlar el insomnio y, especialmente, el estrés, la ansiedad social y la generalizada, así como las fobias de todo tipo.

En España solo está permitido su uso tópico sobre la piel. Se aplican las gotas necesarias para conseguir el resultado deseado sobre la zona perjudicada o el pecho, si se busca el efecto somnífero o ansiolítico.

Por su parte, las resinas y las flores de CBD deben librarse de su envoltorio para liberar su aroma, que en teoría genera sensación de bienestar al estimular por vía olfativa el sistema endocannabinoide.

Debido a las dificultades para establecer un sistema de evaluación de pureza, eficacia, variables farmacodinámicas y efectos indeseables con los productos naturales, las recomendaciones sobre su uso están basadas en la experiencia clínica del prescriptor o en los deseos del paciente. En cualquier caso, embarazadas o personas con enfermedades cardiacas, pulmonares o psiquiátricas deberían abstenerse de este tipo de sustancias, y muy especialmente las que han tenido o tienen dependencia a la marihuana.

EL ALCOHOL

Cuando se habla de alcohol, normalmente se hace referencia al etílico —etanol—, ya que el metílico —metanol— y el isopropílico —isopropanol— son muy tóxicos y no se usan con fines recreativos. En ambientes ilegales se ha utilizado el metanol para cortar las bebidas alcohólicas de muy baja calidad, llegando a producir ceguera súbita en algunos individuos intoxicados por ciertos desaprensivos con ánimo de lucro.

Las intoxicaciones graves por isopropanol son totalmente accidentales al beber líquidos limpiacristales como si fueran agua, al confundir los recipientes y su contenido. Nunca deberían guardarse los productos de limpieza en envases de agua embotellada para evitar esta confusión que puede ser letal.

El metabolismo del alcohol depende de la eliminación pulmonar y renal, donde el alcohol promueve la eliminación de agua.

Dos genes, ALDH2 y ADH2, son variantes frecuentes en razas orientales —China, Japón y Corea—, pero raras en africanos y caucasianos. La variante ADH2 es abundante en judíos que consumen poco alcohol.

La velocidad de oxidación del etanol es más rápida en unas variantes genómicas que en otras.

En cuanto al ALDH2, es el alelo dominante que se supone es un factor de protección debido a la respuesta más intensa al alcohol —enrojecimiento facial, dolor de cabeza, taquicardia, náuseas y vómitos—. El enrojecimiento es similar al que ocurre cuando se administran los inhibidores con efecto aversivo como el disulfiram. Cuando se encuentran asociados los genes ALDH2 y ADH2, se potencia este factor de protección.

El 20 % del metabolismo del alcohol se lleva a cabo por las enzimas de la fase I hepática. En la población japonesa hay una variante que, asociada a otra de la ALDH, presentaba mayor consumo de etanol.

Gran parte de los problemas tóxicos del alcohol están mediados por la depleción de vitaminas, especialmente las de los grupo B1—tiamina—, B3 —niacina—, B6 —piridoxina— y B12 —cianocobalamina— consumidas durante el proceso de metabolismo hepático, que después resultan gravemente deficitarias en el organismo, siendo uno de los factores que participan de forma más importante en la sintomatología asociada al alcoholismo crónico, como las lagunas de memoria, los temblores y los problemas visuales presentes en la encefalopatía de Wernicke-Korsakoff y en la demencia alcohólica.

Los mayores problemas para la salud que ocasiona el uso crónico del alcohol afectan a la calidad y cantidad de la salud en toda su expresión, tanto física —médula ósea, hígado, nervios periféricos o cerebro— como psíquica —trastorno por consumo, dependencia y adicción— y también social —arruinando la armonía de la familia y la sociedad en su conjunto—.

No en vano, el alcohol está detrás de la mitad de los percances de tráfico y de los homicidios, y hasta en una quinta parte de los accidentes laborales.

Los estudios con gemelos e hijos adoptados indican que tener padres alcohólicos supone un marcado riesgo —de hasta un 50 %— para heredar el hábito, por razones genéticas y comportamentales. La influencia genética participa más en el patrón joven y antisocial de alcoholismo que en el de la mujer alcohólica con problemas de ansiedad.

El alcohol es una droga depresora que actúa sobre el sistema de recompensa cerebral, alterando gravemente el autocontrol y creando problemas de personalidad, dependencia y adicción.

El cáncer de mama, boca, laringe, esófago, hígado, colon y recto se ha asociado con el alcohol. El comportamiento, el aprendizaje y la memoria son las funciones que se alteran con frecuencia. El equilibrio y el temblor son bastantes típicos de la toxicidad por alcohol y, en la esfera psiquiátrica, las alucinaciones, el comportamiento agresivo y la psicosis, a menudo con contenido relacionado con los celos. El alcohol es un tóxico directo para el testículo, motivo por el cual la testosterona suele disminuir notablemente en los pacientes con dependencia al alcohol. Los músculos se atrofian por efecto tóxico directo y la falta de ejercicio físico. En definitiva, el aspecto y las funciones de los pacientes que abusan del alcohol de manera regular ocasionan un envejecimiento acelerado muy notable.

Un paciente de cuarenta y un años acudió por astenia y debilidad progresiva. Creía también que su aspecto y su capacidad física habían disminuido bastante. Los brotes de dolores articulares en las manos ayudaban poco a su necesidad de practicar el deporte de todo tipo al que siempre había estado acostumbrado. Estaba muy interesado en mejorar su libido, que había decaído a niveles preocupantes en los últimos tiempos. Confesaba beber alcohol, sobre todo vino tinto, con regularidad y exceso; de hecho, ya había sido diagnosticado de hígado graso alcohólico por su médico.

En la exploración física llamaba la atención el aspecto bronceado de la piel a pesar de estar siempre trabajando en una oficina y no disfrutar del sol ni de la playa. El abdomen estaba distendido. En las mamas tenía una disposición ginecoide, había perdido gran cantidad del vello corporal y los testículos eran inusualmente pequeños.

En la analítica general el volumen de los glóbulos rojos y la glucemia estaban elevados. Las transaminasas hepáticas superaban ampliamente los valores normales, en particular la GGT. El hierro y la ferritina estaban elevados, y la hepcidina, muy baja. La testosterona por su parte estaba muy disminuida, con valores altos de LH y FSH.

A veces, el alcoholismo se asocia a otra enfermedad del metabolismo del hierro, más frecuente en hombres que en mujeres, en la que de forma genética se absorbe más hierro del necesario y conveniente, ocasionando un efecto potenciador negativo sobre las lesiones hepáticas —esteatosis y hepatocarcinoma— que, además, tiene una fácil prevención.

Por este motivo, alertado por la diabetes, la pigmentación de la piel y las lesiones articulares, solicité un estudio genético que puso de manifiesto los genes C282Y y H63D en el paciente y después también en uno de sus hijos. Con estos datos se realizó el diagnóstico de hemocromatosis hereditaria, y se añadió al tratamiento, además del sintomático, un protocolo de sangrías periódicas con el que se consiguió una drástica reducción de la concentración de ferritina, evitando así algunos de los efectos más graves de la enfermedad a largo plazo.

Además de una sobrecarga de toxinas —acetaldehído—, el alcohol supone una importante sobrecarga energética. Dependiendo de la dieta de cada paciente, o bien se crea un problema de calorías vacías por falta de micronutrientes que tiende a producir infiltración grasa del hígado, o bien un aumento de la grasa subcutánea abdominal si la alimentación es también hipercalórica.

Aunque depende mucho del tipo y marca de bebida, en promedio una copa de vino —ciento cincuenta mililitros— aportaría unas ciento cincuenta calorías, justo la mitad que la cerveza.

En cuanto a los destilados, sin contar los 0,3 litros del posible refresco añadido —unas ciento cincuenta calorías si es cola o un 20 % menos si es tónica—, aportan por unidad —cincuenta mililitros— de *whisky* o ron unas cien calorías —un 20 % más que el tequila, el menos calórico; y un 20 % menos que la ginebra, el más calórico—. Es decir, que una unidad de un combinado de *whisky* o ron con un refresco promedio de cola supone en total unas doscientas cincuenta calorías.

Los licores, como el pacharán, aportan un 50 % más que un destilado promedio de ron o *whisky*.

Un paciente de cuarenta y ocho años vino a consulta por grave sobrepeso. Estaba interesado en realizar un programa de prevención del envejecimiento progresivo, incluyendo reducción del sobrepeso y el perímetro abdominal, y mejora de la debilidad y la fatiga generalizadas.

Refería importantes problemas de memoria y temblores matutinos. Su comportamiento era irascible y su vida de pareja se había empobrecido a niveles extremos. Se quejaba así mismo de distensión abdominal.

El paciente confesó beber «socialmente» unas cuatro copas de vino tinto, cuatro días a la semana, durante años. Bebía destilados, pero solo ocasionalmente dos o tres unidades, una vez al mes. Decía no tener tiempo ni ganas para hacer ejercicio debido a un trabajo y una vida familiar muy estresantes.

En la exploración física, salvo el sobrepeso —índice de masa corporal de 34,5 kg/m²— y el aumento de la proporción de grasa (31 %) y disminución de músculo, nada llamaba la atención.

En la analítica, se constata la disminución del número y aumento del tamaño de los glóbulos rojos —anemia macrocítica—. Dentro de los datos de laboratorio se apreciaba una elevación de la glucemia, el ácido úrico, los triglicéridos y el colesterol, a expensas de la fracción «buena» de alta densidad (HDL), así como del hierro, la ferritina y las transaminasas, especialmente la GGT y la GOT.

Una ecografía hepática puso de manifiesto infiltración de grasa difusa con algunas áreas isoecogénicas con ausencia de esteatosis.

Se sometió el paciente a una deshabituación alcohólica con un programa integral realizado bajo la supervisión de un psiquiatra en una clínica especializada. Además, se realizó también un programa dietético y de ejercicio diario con un entrenador personal, así como una mejor gestión de la emociones con una psicóloga.

Se puso en marcha un programa farmacológico con protocolo de suplementación de vitaminas del grupo B, los biomarcadores de envejecimiento, incluyendo el peso, y la analítica general mejoró llamativamente en poco más de seis meses.

El síndrome de abstinencia alcohólico agudo debe ser tratado en una institución con personal multidisciplinar acostumbrado a esta patología. La prevención de la deshidratación es el primer problema físico contra el que hay que luchar. Varios fármacos pueden ayudar en el síndrome de abstinencia alcohólica, con el paciente estabilizado, como la naltrexona, que es un antagonista oral no selectivo de los opiáceos y que además, como efecto colateral beneficioso, aumentaría la concentración de testosterona. El acamprosato, un estimulante del GABA —neurotransmisor inhibidor—, a la vez que antagonista del glutamato —nuestro transmisor excitatorio—, también puede ser útil. El disulfiram, por su parte, es una aversivo que inhibe el aldehído deshidrogenasa hepática, que cataliza la reacción de acetaldehído a acetato, acumulando la concentración en sangre del acetaldehído proveniente del alcohol. El paciente sabe que si bebe alcohol en presencia de disulfiram puede producirse una reacción muy molesta, incluyendo opresión precordial con sensación de muerte inminente que, como es obvio, al ser informado de la certeza de que va a ocurrir, quiere eludir, reforzando así la conducta evitativa.

Dentro de los productos naturales con propiedades hepatoprotectoras están las hortalizas como alcachofas, que ayudan al hígado aportando ácido cafeoilquínico, rábanos, escarola, endivias, achicoria y berenjena. El cardo mariano es rico en flavonoides conocidos como silimarina, que ayuda a mantener los niveles saludables de glutatión y superóxido dismutasa.

El diente de león se recomienda como un buen producto para la detoxificación hepática, y la curcumina tiene demostrada capacidad antioxidante en el hígado.

La cafeína

El café, el té, las nueces de cola, las vainas de cacao, la yerba mate, el guaraná y hasta cincuenta plantas más de uso menos corriente contienen cafeína natural acompañada de otras sustancias. El café, sin duda, es, después del agua, la bebida más consumida en el mundo. Muchos de sus efectos sobre el cerebro, el hígado, el metabolismo, el apetito, el tránsito gastrointestinal y el riesgo cardiovascular se atribuyen a la cafeína, pero los distintos tipos de café o té son realmente mezclas de sustancias, conteniendo, además, por ejemplo, polifenoles y catequinas.

La cafeína preparada en el laboratorio de forma sintética se añade, en pequeñas dosis, a ciertos medicamentos utilizados para la migraña o el resfriado común; y en dosis mucho más altas en los refrescos de cola y las llamadas bebidas energéticas. En este último caso, la mezcla suele incluir azúcar en grandes cantidades y otras sustancias como la taurina y algunas vitaminas con una supuesta —aunque no totalmente demostrada— capacidad de aumento de la fuerza y el trabajo muscular. Tal vez lo único seguro es la tendencia al sobrepeso por la sobrecarga calórica por los azúcares añadidos.

Una taza de café expreso doble —sesenta mililitros—, según el tipo de preparación, contiene alrededor de ochenta miligramos de cafeína, lo mismo que una bebida energizante —doscientos cincuenta mililitros—, que es la mitad de la cafeína que hay aproximadamente en una taza de té —ciento cincuenta mililitros— o una bebida de cola —trescientos treinta mililitros—. Se ha estimado que el consumo promedio de cafeína en la población adulta en España rondaría los trescientos miligramos día.

A dosis bajas —menos de cuatrocientos miligramos al día—, la cafeína actúa como un estimulante central que incrementa levemente la actividad motora, el tránsito gastrointestinal, el rendimiento intelectual, a la vez que disminuye la fatiga y el sueño. Estos efectos, que en principio no son negativos y podrían ser hasta beneficiosos, se ven contrarrestados por el aumento de la cantidad de orina y el número de pulsaciones, el incremento de la acidez gástrica, la presión arterial y el riesgo cardiovascular, así como disrupción del sueño, sobre todo en las personas predispuestas genéticamente o de mayor edad.

Existe una gran variabilidad en el metabolismo de la cafeína. En parte debida al fenómeno de tolerancia —más dosis para obtener el mismo efecto en consumidores crónicos—, pero en gran medida debido a polimorfismos (SNP) en el metabolismo. El citocromo hepático P450 supone la mayor parte del metabolismo de la cafeína y presenta una gran variabilidad genómica entre individuos. Por otra, los efectos agudos de la cafeína se deben a las interacciones con el receptor de la adenosina. De tal modo que ciertas variantes también han sido relacionadas con susceptibilidad a la ansiedad y los trastornos del sueño secundarios al consumo de cafeína.

Puesto que la adrenalina circulante podría estar involucrada en las respuestas cardiovasculares del café, los polimorfismos genéticos de los receptores adrenérgicos podrían contribuir también a la variabilidad de las respuestas cardiovasculares al café.

Dado que las pruebas genómicas son accesibles en nuestro medio, suelo recomendar la realización de estos polimorfismos (SNP) en los pacientes con antecedentes familiares o personales de riesgo, si tuvieran la tentación de abusar de la cafeína. Parece bastante claro que el riesgo de problemas cardiovasculares ocurre solo en las personas con capacidad disminuida para metabolizar la cafeína, son los llamados metabolizadores lentos. De forma análoga a lo que ocurre con el alcohol, es probable, sin embargo, que los que metabolizan peor la cafeína —al tener más probabilidades de presentar efectos indeseables con dosis bajas— precisamente tiendan a no abusar de las bebidas que la contienen para evitar sus consecuencias.

A partir de los seiscientos miligramos de cafeína al día aparece tolerancia y sensibilización, lo que obliga a incrementar la dosis para obtener el mismo resultado. A dosis más altas, la cafeína puede producir disforia, así como un aumento peligroso de la presión arterial, la frecuencia respiratoria y la diuresis. A partir de mil miligramos pueden llegar a presentarse efectos psicóticos.

El consumo crónico de cafeína ocasiona dependencia, incluso a dosis bajas, con la aparición de un síndrome de abstinencia que incluye dolor de cabeza, somnolencia, cansancio, problemas de atención y concentración, dificultad en la coordinación y síntomas leves de depresión y ansiedad.

Los estudios que intentan relacionar el consumo de la cafeína y la aparición de enfermedades neurovasculares y neurodegenerativas son pendulares. En la actualidad, se asume que, en personas saludables de mediana edad, tomar dosis bajas de bebidas conteniendo cafeína podría tener efectos favorables. No obstante, hay que sopesar estos posibles beneficios con los efectos indeseables de todo tipo, especialmente los relativos al riesgo coronario y la disrupción del sueño en los sujetos que son metabolizadores lentos.

La cocaína

La droga que se obtiene químicamente a partir de las hojas del arbusto de coca normalmente se consume esnifada, fumada o inyectada o aplicada tópicamente en los órganos sexuales.

Hay una serie de rasgos de personalidad a los que debemos estar atentos para evitar que su consumo acabe en una adicción, con el consiguiente deterioro de la calidad de vida y la aceleración del envejecimiento.

Uno de ellos es la dificultad para controlar los impulsos con inestabilidad emocional —pasar con facilidad de la ira y la ansiedad al llanto y la depresión— que, además, se agudiza con el consumo de la droga.

Otro factor de riesgo es el comportamiento desorganizado con facilidad para saltarse las normas sociales debido al narcisismo y un desmesurado interés por el éxito y el hedonismo con hambre de sensaciones nuevas con gratificación inmediata.

Por último, también resultan peligrosos los sentimientos de inferioridad y baja autoestima que obligan a huir constantemente de las situaciones frustrantes, culpando a los otros de los problemas propios.

Cuando pregunto a los pacientes sobre sus hábitos de consumo, la mayoría resta importancia a la cocaína por tratarse de una droga de uso recreativo en fines de semana. Sin embargo, hay ciento cincuenta días al año que caen en fines de semana, de tal modo que si sumamos los treinta días promedio de vacaciones al año, el número resultante —ciento ochenta— es equivalente a la mitad del año. De tal modo que el riesgo de complicaciones derivadas del consumo crónico son mucho más frecuentes de lo que podría parecer a simple vista.

La cocaína es un estimulante pasajero —menos de una hora—, tras el cual se produce un bajón intenso que causa cansancio, decaimiento y depresión. Su consumo habitual crea irritabilidad y agresividad que deterioran las relaciones sociales. Disminuye el deseo sexual y ocasiona problemas de erección y eyaculación, llegando a producir impotencia e infertilidad.

Los efectos locales sobre el riego sanguíneo producen perforación grave del tabique nasal. La aplicación tópica se usa con fines sexuales. La absorción por esta vía resulta incontrolable, lo que podría acarrear sobredosis letales.

En definitiva, las consecuencias para la salud física y mental son muy graves a largo plazo y es una causa de actos delictivos y violentos. El tratamiento de la deshabituación y desintoxicación requiere un abordaje en clínicas especializadas.

LAS ANFETAMINAS

Son fármacos útiles —modafinil, metilfenidato— en ciertas enfermedades, como la narcolepsia o el trastorno por déficit de atención con hiperactividad.

Hay múltiples variantes ilegales, como la metanfetamina —*speed* o cristal— o la metilendioximetanfetamina (MDMA) que se usan como estimulantes y alucinógenos, ingeridos, inhalados, fumados o frotados en las encías.

Las anfetaminas ocasionan efectos agudos euforizantes con ideación más clara, mayor seguridad en sí mismo, mejor socialización y aumento de energía. A largo plazo, sin embargo, aparecen cambios de humor con depresión y agitación, cansancio continuo, incapacidad para concentrarse, alucinaciones, dolor de cabeza, alteraciones del apetito e insomnio, además de los cambios comportamentales negativos derivados de la necesidad de buscar y consumir constantemente la droga.

Está demostrado que el uso y abuso de ciertas anfetaminas aumenta de manera notable el riesgo de enfermedad de Parkinson y envejecimiento neurológico acelerado.

El tratamiento de la adicción a anfetaminas debe ser realizado por un equipo de expertos en adicciones.

LOS OPIÁCEOS

La heroína es una droga elaborada a partir de la morfina, que es una sustancia natural que se extrae de las semillas de la amapola o adormidera. La heroína se consume inhalada, aspirada o mezclada con cocaína *crack*.

Una vez en el cerebro, la heroína se une a los receptores de opiáceos endógenos ubicados en las zonas que controlan la sensación de dolor, placer, sueño, respiración y ritmo cardiaco.

El efecto inmediato es de placer, pero con náuseas, vómitos, picores cutáneos, sequedad de boca, estreñimiento, enrojecimiento facial, niebla mental, somnolencia y pesadez de extremidades. La parada respiratoria es la complicación aguda más grave de la sobredosis.

A largo plazo predominan el trastorno de personalidad antisocial y la depresión, así como las alteraciones sexuales —ciclos menstruales irregulares y disfunción eréctil— y el estreñimiento grave.

Los numerosos contaminantes que se usan para cortar la droga hacen muy frecuentes los problemas hepáticos, renales y pulmonares graves. Por otra parte, la vía de administración intravenosa aumenta la vulnerabilidad a infecciones bacterianas —endocarditis—, hepatitis —B y delta— y, especialmente, el VIH/sida.

En el momento actual se está viviendo en Estados Unidos y menos en Europa una epidemia de toxicidad por opiáceos prescritos por médicos para aliviar dolores crónicos. Oxycontin, tramadol y morfina se recetan inadecuadamente para aliviar dolores crónicos, cuando los opiáceos solo están indicados para tratar dolores agudos durante un máximo de tres meses. Muchos de estos pacientes terminan acelerando su envejecimiento por problemas hepáticos y alteraciones hormonales. Algunos acaban consumiendo heroína y otro grupo importante muere por sobredosis. Todos los que no pueden ser rehabilitados presentan un deterioro progresivo de sus biomarcadores de envejecimiento a edades muy tempranas.

En los últimos años hay más muertes por opiáceos en Estados Unidos que por accidentes automovilísticos y armas juntos. La sobredosis de drogas es la causa más frecuente de fallecimiento en menores de cincuenta años, y los opiáceos son los responsables de dos tercios de estas muertes.

Un paciente de cuarenta y tres años había tenido un accidente de coche que le había dejado lesiones en la columna cervical que le ocasionaban intensos dolores cervicales. El neurocirujano había realizado varias intervenciones y le había prescrito morfina oral para aliviar las molestias, puesto que la cirugía ya no podía mejorar los síntomas.

Posteriormente, su médico de cabecera, con el informe de patología inoperable por un neurocirujano, había ido aumentando la dosis de opiáceos de manera paulatina. Después de años de tratamiento empezó a detectar deterioro cognitivo, estreñimiento severo, elevación de la prolactina y disminución de la tiroxina libre, con disfunción eréctil y cambios en la apariencia física que le daban a la piel un aspecto untuoso. Por este motivo el paciente fue remitido para valoración.

Las dosis de morfina que estaba tomando justificaban todos los signos y síntomas. Intenté llevar al terreno racional la situación para reducir las dosis en vez de aumentarlas. Llegamos al acuerdo con la familia de un ingreso residencial donde tal vez serían capaces de rehabilitarlo para poder iniciar el tratamiento con naloxona. Así ocurrió y el paciente consiguió deshabituarse.

Lamentablemente es muy difícil recuperar a estos pacientes que llevan consumiendo opiáceos durante muchos años. Acaban buscando distintos médicos para conseguir la morfina, amparados en la falsa impresión de que la morfina prescrita por un médico no es un problema y que tampoco hay techo para seguir subiendo la dosis si el paciente desarrolla tolerancia. Los que no reciben ayuda multidisciplinar acaban recurriendo a tiendas *online,* engañando a familiares y amigos para conseguir su dosis cada vez más alta. Muchos recurren también a la heroína para saciar su dependencia.

La psiquiatra Anna Lembke, experta en adicciones, explica en el libro *Drug Dealer MD* cómo los médicos fueron engañados, los pacientes se engancharon y por qué todo es tan difícil de parar ahora. La condena ejemplarizante de la compañía Johnson & Johnson a pagar más de quinientos millones de dólares por su participación en la crisis de los analgésicos y la declaración de quiebra de la compañía Purdue Pharma para no tener que hacer frente a otras demandas millonarias por haber participado en la fabricación del opiáceo más vendido en Norteamérica —oxyContin— son solo un ejemplo del estado de la cuestión.

La buprenorfina y la metadona son agonistas opiáceos que pueden reducir el efecto del síndrome de abstinencia. La naltrexona, al ser un antagonista, evita el efecto de los opiáceos, pero es necesario haber completado primero un tratamiento de desintoxicación en un centro especializado.

La ketamina

Es una droga derivada de la fenciclidina, que es un fármaco utilizado por los anestesistas para inducir sedación y analgesia. El uso recreativo de esta droga se está haciendo muy común en ciertos ambientes cuyos consumidores buscan perder el sentido del tiempo y la realidad. El llamado «viaje o agujero K» puede terminar en delirios, alucinaciones, náuseas y vómitos. Las consecuencias posteriores de su uso continuado son básicamente problemas cognitivos y de memoria.

A dosis altas, la ketamina puede ocasionar la muerte por parada respiratoria precedida de grave disfunción motora y sensitiva.

LOS AFRODISIACOS

Todas las culturas han usado las drogas para mejorar sus relaciones sexuales. Estas sustancias tienen efectos a corto plazo muy buscados, pero aparecen problemas para el envejecimiento tras un consumo excesivo o crónico.

Los inhibidores de la fosfodiesterasa tipo 5, específica de GMP cíclico, como el sildenafilo —Viagra—, el tadalafilo —Cialis—, el avanafilo —Spedra—, el vardenafilo —Levitra— y similares, se pueden adquirir en las farmacias de forma legal. Producen la relajación del músculo liso del cuerpo cavernoso del pene mediante la inhibición de la enzima que degrada el CMPc, que permanece así más tiempo en el interior del pene manteniendo el efecto del óxido nítrico como vasodilatador de las arterias helicinas. Mejoran la erección en pacientes con disfunción eréctil, pero no en los que no la padecen, en especial en el segmento más joven. No aumentan el deseo sexual, sin el cual tampoco tienen un efecto significativo más allá del placebo.

Los más jóvenes han de abstenerse de su uso hasta que no les haga verdaderamente falta. Un médico debería valorar los riesgos y los beneficios de este tipo de productos. En ningún caso se recomienda comprarlos sin receta y fuera del circuito legal de farmacias para evitar productos adulterados o contaminados. No están exentos de efectos indeseables agudos como coloración roja y aumento de la temperatura de la cara, dolor de cabeza y una molesta sensación de taponamiento nasal que puede durar varias horas. En pacientes cardiópatas puede ocasionar eventos coronarios. La neuropatía óptica no isquémica es una rara complicación a largo plazo que puede llevar a la ceguera.

El uso crónico diario de dosis bajas de tadalafilo podría tener un efecto positivo sobre ciertos síntomas de agrandamiento prostático benigno asociado a la edad, pero también se le presume a otras sustancias naturales más baratas y menos tóxicas, como la palma enana, aunque sus beneficios sobre la disfunción eréctil son incomparables.

El alcohol es la droga legal más usada en Occidente para socializar, celebrar y mejorar la vida sexual debido a sus efectos inhibitorios, que, por una parte, eliminan la sensación del ridículo, y por otra, exageran los aspectos positivos de la realidad, en especial referidos a las relaciones sociales y de pareja. Si no se consiguen estos dos efectos, tal vez es porque no se ha bebido lo suficiente.

El gran problema del alcohol deriva del riesgo de adicción a su uso crónico. Hay muchas enfermedades hepáticas y actos delictivos que la sociedad se ahorraría si los efectos del alcohol se restringieran a un límite en su consumo agudo y crónico. Además, pocas cosas empeoran más la calidad de vida y envejecen de una manera más acelerada que el consumo crónico y exagerado de bebidas alcohólicas. Las relaciones de pareja y la sociedad en su conjunto también se ven profundamente afectadas cuando el consumo recreativo se cronifica por los fenómenos de tolerancia y dependencia en los sujetos con predisposición para desarrollar adicción.

El éxtasis forma parte de las anfetaminas con efectos estimulantes y empatógenos. Es una droga que invita a socializar incluso con desconocidos con los que puede llegarse a un grado de empatía que de otra manera parecería imposible. Además, sus efectos potencian el deseo sexual y el placer que, combinados con la euforia, le dan nombre a la droga. Los graves efectos sobre el envejecimiento neurológico invitan a evitar estos productos de forma crónica.

La marihuana —y derivados— se considera también un afrodisiaco, pero en otras personas promueve la introspección, lo que lleva a tener menos interés sexual. Así que a largo plazo suele provocar un empobrecimento de la vida sexual.

Es dudoso, tal vez un mito, que la cocaína mejore el deseo o la capacidad de tener relaciones sexuales más satisfactorias o duraderas. Además, está demostrado que el consumo en el tiempo produce efectos negativos sobre la erección y la eyaculación. No debe olvidarse que la cocaína tiene efectos anestésicos, de tal forma que la capacidad erógena del contacto sexual en gran parte se anula.

Otros supuestos afrodisiacos son el LSD, el loto azul y el *popper*.

LOS TATUAJES

Tatuar la piel es una práctica que viene realizándose desde hace siglos. En la antigüedad, se realizaban perforaciones sobre la piel que se rellenaban con distintos productos a base de cenizas de carbón vegetal u otras sustancias que dejaban marcas indelebles.

Desde el punto de vista de la salud, preocupa la introducción de sustancias de forma permanente debajo de la piel. Hay miles de componentes de las tintas cuya composición muchas veces, aunque regulada por la legislación, escapa a los análisis convencionales.

Las tintas para tatuajes consisten en un pigmento y un vehículo. Hay infinidad de soluciones transportadoras que mejoran la solubilidad y viscosidad del pigmento, favoreciendo su introducción debajo de la piel. Por su parte, la sustancia que en ocasiones ayuda a dar los matices a los colores primitivos puede ser el dióxido de titanio, gracias a la intensa capacidad blanqueante de las nanopartículas de titanio, que en determinadas circunstancias llegan a ser potencialmente cancerígenas.

Otras moléculas como cadmio, mercurio, plomo, cromo y algunos hidrocarburos aromáticos policíclicos constitutivos de los tatuajes también podrían producir cierto grado de toxicidad.

Por sus características de cuerpo extraño, la introducción del pigmento —como cualquier acto quirúrgico— puede producir infecciones, reacciones alérgicas o inflamatorias y toxicidad a largo plazo, incluso si se realiza con todas las garantías sanitarias.

Con las modernas técnicas de espectroscopia, resonancia magnética y microscopia electrónica en la actualidad se pueden detectar componentes que no están listados en las etiquetas.

Especial interés toxicológico tienen los pigmentos azoicos, utilizados como colorantes en la marroquinería y en industria textil, que se han identificado en algunas tintas para tatuajes humanos. Estos compuestos azoicos en teoría no suponen un problema para la salud mientras se mantengan químicamente intactos, pero es posible que algunas bacterias o la luz ultravioleta puedan degradarlos en aminas aromáticas potencialmente carcinogénicas que se concentran y excretan por la orina, pudiendo producir, por ejemplo, tumores malignos en la vejiga.

Con técnicas de microscopia electrónica también se han podido identificar partículas que por su pequeño tamaño —menor de cien nanómetros— en teoría podrían atravesar la membrana celular y producir lesiones cromosómicas.

En la última revisión de la Agencia Española de Medicamentos y Productos Sanitarios (AEMPS), vigente a partir de 2022, tendrán que ser retirados algunos colorantes azules y verdes y varios miles de componentes que dejan de ser considerados seguros. En consecuencia, los consumidores, los tatuadores y los médicos debemos ser conscientes de que los tatuajes son algo más que un simple elemento decorativo, sobre todo cuando se aplican sobre grandes superficies de la piel o en ambientes pobremente controlados.

LOS MINERALES TÓXICOS

Numerosos minerales pueden contaminar los alimentos o el agua. Debemos evitar el contacto con las fuentes tóxicas y realizar determinaciones en sangre, orina y cabellos para identificar posibles concentraciones y, en su caso, realizar el tratamiento detoxificante específico más oportuno.

— En el estroncio la fuente de contaminación es el agua debido a tuberías antiguas y pinturas. Ocasiona problemas con el sistema nervioso central.

— En el boro la fuente contaminante es el agua, el marisco y el arroz.

— El silicio es el segundo elemento más abundante en la corteza terrestre después del oxígeno. Entra al organismo por aleaciones y el contacto con aparatos electrónicos. Como enfermedad profesional, los cristales entran por los pulmones y provocan bronquitis crónica y enfisema.

— El litio está en el agua contaminada, pinturas y baterías. Produce patología del sistema nervioso central.

— El tungsteno y el wolframio aparecen por contaminación a través de utensilios de cocina.

— El cadmio es un contaminante presente en verduras, legumbres y riñones, cigarrillos y baterías. Produce problemas gastrointestinales y renales.

— El talio aparece en aparatos de óptica electrónica, así como en pescado y marisco.

— El plomo contamina ciertos productos ayurvédicos y carne de caza (por los perdigones).

La eliminación de los minerales tóxicos es muy difícil y requiere medidas generales que fuercen la expulsión de las toxinas por las heces, la orina, el aliento o la piel; y, a veces, procedimientos específicos como la quelación.

Un paciente de cuarenta y cinco años es traído a la consulta por sus familiares porque notan un deterioro progresivo de las funciones superiores. Había sido diagnosticado por su médico de cabecera de posible enfermedad de Parkinson al presentar temblores y el aspecto típico —de máscara— en la musculatura de la cara, así como deterioro cognitivo progresivo.

La medicación antiparkinsoniana, además de pobres resultados, estaba ocasionando una moderada elevación de las transaminasas hepáticas y ácido úrico y anemia.

Desde niño presentaba un comportamiento hiperactivo y personalidad peculiar, habiéndose provocado algunas autolesiones en circunstancias de estrés.

En la exploración destacaron los estigmas de hepatopatía crónica con coloración amarillenta de piel y mucosas —ictericia— y llamaba mucho la atención el color azulado de la lúnula —base de las uñas—.

En la analítica presentó anemia con sangre en la orina con discreta elevación de la fosfatasa alcalina y de las transaminasas, comparativamente con el grado de elevación de bilirrubina.

La proteína transportadora del cobre —ceruloplasmina— estaba muy baja y la excreción urinaria de cobre muy alta.

Las técnicas de imagen mostraron un patrón de hepatopatía crónica muy inespecífica en la TC de abdomen, pero un aspecto típico en «cara del oso panda gigante» en la RM del cráneo.

Con estos datos sospeché de la enfermedad de Wilson (EW) como causa del cuadro clínico. Para confirmar el diagnóstico, solicité la valoración especializada por parte de un oftalmólogo que constató la presencia de unas manchas ocres alrededor de la córnea, que son los llamados anillos de Kayser-Fleischer, bastante típicos de EW.

La EW es una condición hereditaria en la que se altera el gen (ATP7B) de la adenosín trifosfatasa (ATPasa) del transportador del cobre en el hígado, que ocasiona acúmulo del exceso de cobre en el hígado, el cerebro y otros órganos.

Se inició tratamiento con D-penicilamina, el quelante clásico, asociado a sales de zinc, que favorecen el balance negativo de cobre. La única solución definitiva es el trasplante hepático, con el que se resuelve el problema de base. Cuanto antes se realice el diagnóstico, mejor será el pronóstico.

La EW es un buen ejemplo de que no todas las veces los elementos minerales que están en concentraciones tóxicas lo son por una fuente externa.

EL MERCURIO

El cuerpo humano tiene dificultades para metabolizar y eliminar el metilmercurio, que, fruto de la contaminación de los mares, abunda en el pescado azul más longevo de mayor tamaño, como el atún, el pez espada, el tiburón, la aguja, el pargo alazán, la caballa gigante o el blanquillo.

El atún en lata es práctico para personas que tienen pocos recursos para prepararse una comida más elaborada. Para no superar la dosis segura, se recomienda no tomar más de una ración a la semana del atún con mayor contenido en mercurio, como el atún blanco o claro.

El mercurio también puede entran al organismo por productos cosméticos para la piel que se comercializan como aclaradores y eliminadores de manchas de edad, pecas, acné y arrugas.

El uso industrial del mercurio ha ocasionado tragedias como la ocurrida en la bahía de Minamata, Japón, en 1953, en la cual los pescadores y las familias que vivían a orillas de la bahía sufrieron una grave enfermedad neurológica con resultado de muerte o parálisis. Los estudios epidemiológicos realizados pusieron de manifiesto que el denominador común entre los afectados era una dieta abundante en pescado y moluscos de la bahía. Más adelante, los análisis bioquímicos realizados determinaron que se trataba de metilmercurio. La responsabilidad de este grave suceso recayó sobre una factoría química que producía acetilaldehído usando mercurio como catalizador. Desde entonces, existe la tendencia en el mundo de limitar drásticamente el uso del mercurio en la industria y se pone el foco de atención en los alimentos potencialmente contaminables por mercurio, como el pescado, a la vez que se abre la polémica sobre el uso de las amalgamas dentales que contengan mercurio.

Un paciente de cincuenta y ocho años se encontraba muy envejecido cuando se comparaba con sus amigos. Ya no estaba interesado en realizar ningún deporte porque tenía fatiga con esfuerzos físicos que antes soportaba bien. El paciente refería episodios de diarrea que alternaba con estreñimiento. Además, se encontraba depresivo e irritable, con continuos dolores de cabeza que le impedían conciliar el sueño. Su memoria se deterioraba y comenzaban a temblarle las manos y a dolerle las articulaciones de los dedos, cosa que le estaba haciendo plantearse su continuidad como dentista.

Realizamos una evaluación global de su salud que puso de manifiesto alteraciones analíticas muy inespecíficas y que no explicaban su envejecimiento acelerado. La TC de cráneo y la radiografía de manos eran compatibles con cambios propios de su edad. En el estudio de la microbiota se detectó un sobrecrecimiento por *Candida albicans* con un aumento de los marcadores de inflamación y disminución de la flora mucoprotectora. La homocisteína y la proteína C estaban aumentadas. La longitud de los telómeros estaba discretamente acortada y su edad biológica de acuerdo con la metilación se encontraba en los percentiles bajos.

La mayor sorpresa llegó cuando encontramos concentraciones de mercurio en plasma, orina y cabello. Se realizó una prueba de provocación que mostró un aumento de la excreción urinaria de mercurio tras la administración de quelantes.

El protocolo terapéutico de la intoxicación por mercurio es complejo. El proceso de quelación debe ser llevado a cabo por médicos familiarizados con esta condición, ya que se han descrito empeoramientos clínicos después del tratamiento.

A pesar de la mayor excreción de mercurio con agentes quelantes, la quelación elimina solo una pequeña porción de las reservas de mercurio del cuerpo. Además, no se ha establecido la eficacia de estos agentes en el tratamiento de las complicaciones neurológicas; sin embargo, entre pacientes con empastes de amalgama se han informado respuestas de placebo al tratamiento de quelación.

Dentro de las formas naturales para ayudar a la recuperación una vez reducidos los parámetros de toxicidad se citan la *Chlorella* y el cilantro en tintura madre, con protocolos de expertos naturópatas no contrastados científicamente.

La zeolita es un mineral obtenido por la combinación de las cenizas de las erupciones volcánicas con la capacidad teórica de absorber contaminantes, como los metales pesados del agua, motivo por el que es recomendada en casos de intoxicación por mercurio, plomo, cromo, arsénico y cadmio.

La vitamina C y el ácido lipoico también se han sugerido como ayuda natural en el tratamiento de la intoxicación por mercurio.

El consumo de tabletas de selenio también podría aumentar la excreción de mercurio por la orina. La protección del selenio contra el mercurio inorgánico es debida principalmente a que los iones de mercurio y el selenio forman complejos menos tóxicos.

En los casos profesionales, los dentistas y sus asistentes están expuestos a los vapores de mercurio, que por vía pulmonar y hemática acaban oxidándose y acumulándose en los nervios, el cerebro, el hígado y el riñón.

En los pacientes que presentan amalgamas antiguas existe una significativa correlación entre los valores de mercurio en plasma, sangre total y orina y el número de amalgamas presentes en la cavidad bucal, aunque hay grandes diferencias en el metabolismo del mercurio.

La prohibición de las amalgamas dentales está relacionada con las estrictas medidas internacionales que se están dictando para eliminar el uso del mercurio por el riesgo que constituye para la salud humana y el medio ambiente. Sin embargo, hay muchos estudios que afirman que los empastes de amalgama no son peligrosos. Hasta la fecha, no hay ninguna evidencia científica de que las amalgamas provoquen ningún daño en el organismo, ya que el mercurio está atrapado. El mercurio en sí mismo es dañino debido a su volatilidad y se corre el riesgo de exposición durante su evaporación, al respirarlo, pero debido a las actuales técnicas de aislamiento por encapsulado en la colocación de la amalgama dental no deberían liberarse vapores de mercurio.

La prohibición de las amalgamas dentales es sobre todo porque el mercurio es un contaminante de relevancia mundial. En efecto, es uno de los tóxicos ambientales que tiene más capacidad de contaminar todos los ecosistemas y, por bioacumulación, llegar al organismo a través de la cadena alimentaria.

En la actualidad, la comunidad sanitaria internacional ha apostado por ir sustituyendo el mercurio por otros materiales hasta la desaparición definitiva de este en 2030.

No hay ninguna justificación para retirar por prevención una amalgama que funcione, salvo en aquellos pacientes que han sido diagnosticados como alérgicos a sus constituyentes. No obstante, se recomienda la retirada de las amalgamas una vez que se vayan deteriorando, den problemas o hayan perdido su funcionalidad. Esto se debe a que el mayor riesgo de toxicidad ocurre al intentar su remoción. De hecho, cuando se retira una amalgama es cuando esta desprende unos gases altamente tóxicos, tanto para el dentista como para el paciente. Es por ello por lo que solo se recomienda quitarlas en casos necesarios y siguiendo un protocolo estricto. Deberá usarse en su forma encapsulada y debería disponerse de separadores de amalgama en los equipos dentales y protección adecuada. Este protocolo es conocido como SMART —Safe Mercury Amalgam Removal Technique)—.

El arsénico

Es un elemento ampliamente distribuido por el agua, la tierra y el aire. Existe tanto en forma orgánica como inorgánica. Los compuestos de arsénico inorgánico —como los que se encuentran en el agua para beber o para preparar el arroz, especialmente el integral— son muy tóxicos, en tanto que los compuestos de arsénico orgánico —como los que se encuentran en pescados y mariscos— son menos perjudiciales para la salud.

Algunos procesos industriales también pueden producir intoxicación por arsénico. Haber fumado ciertos tipos de tabaco contaminados con arseniato de plomo como plaguicida puede ocasionar toxicidad por arsénico.

Después de un mínimo de cinco años de exposición al arsénico inorgánico puede aparecer toxicidad cutánea, típicamente callosidades de predominio palmoplantar, y también cánceres de muchos tipos.

El arsénico constituye una amenaza para la salud pública en diversos países donde predomina en el agua subterránea en concentraciones elevadas, como ocurre en el subcontinente indio, especialmente en Bangladés, en China y en los extremos norte y sur del continente americano.

La sintomatología asociada a niveles de exposición prolongada de arsénico inorgánico es diferente en función de las personas, la etnicidad y las zonas geográficas. No existe, por tanto, una definición generalizada de las enfermedades causadas por el arsénico. Tampoco un método para diferenciar el tipo de cáncer relacionado con arsénico del inducido por otros factores.

Una paciente de cuarenta y nueve años consultó para un protocolo de envejecimiento saludable. Su peso era adecuado, gracias a una dieta basada en vegetales y a una actividad física constante y moderada. Practicaba yoga con regularidad, en ocasiones a altas temperaturas. Con técnicas orientales —chi kung y pranayama— conseguía un control de sus emociones.

En los últimos años había viajado varias veces a un centro ayurvédico en donde realizaba curas de desintoxicación. No fumaba desde hacía mucho tiempo y no consumía ni alcohol, ni café ni drogas —legales o ilegales— de ningún tipo. Sus digestiones eran irregulares y se acompañaban habitualmente de diarrea explosiva y meteorismo. Estaba empezando a tener síntomas menopáusicos. Se estaba suplementando con productos que le suministraban en la clínica donde realizaba las curas ayurvédicas.

Últimamente llevaba meses notando hormigueos en las extremidades de los dedos que achacaba a la cada vez mayor exigencia que hacía con las posturas de yoga. Los síntomas de menopausia, sobre todo los sofocos en el cuello y la disminución del deseo y satisfacción con las relaciones íntimas, empezaban a hacer acto de presencia.

En la exploración dos datos llamaron mi atención. Por una parte, la disminución de la intensidad de los reflejos osteotendinosos y la sensibilidad a la vibración con el diapasón. Y, en segundo lugar, unas líneas blanquecinas translúcidas que no desaparecían al presionarlas, presentes en casi todos los dedos de ambas manos.

En la analítica sanguínea los glóbulos rojos, blancos y las plaquetas estaban dentro de rango normal, al igual que la bioquímica hepática y renal. El azúcar y las grasas tampoco indicaban alteraciones relevantes. Por su parte, las hormonas sexuales mostraban un típico patrón de menopausia con estradiol y progesterona en el rango de lo indetectable, la testosterona libre algo mejor, unido a una elevación notable de las hormonas hipofisarias (FSH y LH). Un estudio de disbiosis fecal puso de manifiesto la presencia de abundantes quistes de *Blastocystis hominis*. El estudio de tóxicos en heces, sangre y cabello mostró una concentración inusualmente elevada de arsénico.

El *Blastocystis hominis* es el parásito unicelular que se encuentra con mayor frecuencia en los seres humanos —hasta el 20 % de los habitantes de países en vías de desarrollo—. No está claro su poder patógeno y, además, después de tratamientos antiparasitarios complejos, no siempre se consigue erradicarlo.

En esta paciente recomendamos metronidazol quinientos miligramos cada ocho horas durante diez días. Otros prefieren asociar sulfametoxazol o administrar tinidazol. Algunos remedios naturales, sin fundamento contrastado, como las semillas de calabaza, el ajo crudo con cebolla picada y la papaya, también fueron añadidos al tratamiento, siguiendo el deseo expreso de la paciente de ayudarse con soluciones «naturales».

En controles posteriores, el parásito, por fortuna, había desaparecido. En cuanto al arsénico, llegamos a la conclusión de que la fuente de la intoxicación era multifactorial. Dentro de los candidatos incluimos en primer lugar el agua que bebía durante sus largas estancias en India y Bangladés; los productos ayurvédicos que tomaba con regularidad y tal vez el arroz integral procedente de esos países que solía consumir.

Eliminando todos los factores, conseguimos que unos años más tarde desaparecieran los síntomas neurológicos y las llamadas líneas de Mees sobre las uñas.

Muchas veces es imposible saber la verdadera fuente de la intoxicación por arsénico, como sucedió con Napoleón Bonaparte, cuya autopsia reveló la muerte por hemorragia digestiva secundaria a un cáncer de estómago y, al mismo tiempo, altos niveles de arsénico en los cabellos. Aunque muy verosímil, tampoco llegó a demostrarse la relación causal entre el arsénico encontrado en el cabello y el cáncer. Además, todavía hoy sigue sin dilucidarse si la intoxicación por arsénico se debió al agua que bebía en sus campañas militares por Egipto, al arsénico que desprendía el papel pintado que tenía en su habitación de Santa Elena o al envenenamiento crónico por parte de sus captores, como el propio Napoleón pensó siempre al pedir en su última voluntad que le realizaran una autopsia.

En cualquier caso, la prematura muerte del emperador a los cincuenta y un años contrasta con la de su longevo predecesor Luis XIV, que, aunque rigió los destinos de Francia un siglo antes, disfrutó de una vida un 50 % más duradera que la de Napoleón, permitiéndole el reinado más largo entre los soberanos europeos, superando los cuarenta y cinco años de Felipe V de España y los setenta años de Isabel II de Inglaterra, si bien el Rey Sol contó con la ventaja de acceder al trono siendo un niño.

El aluminio

La intoxicación por aluminio es excepcional en personas con función renal intacta y más frecuente en pacientes con insuficiencia renal terminal —en diálisis—.

La fuente de contaminación entra por el agua —típicamente en los pozos de ciertas regiones—, los medicamentos —antiácidos— o los antitranspirantes potentes.

Muchos pacientes son asintomáticos, pero el exceso de aluminio se ha relacionado con patología neurodegenerativa, especialmente alzhéimer, párkinson y ELA —esclerosis lateral amiotrófica—.

Una paciente de setenta y nueve años acudió para una valoración por deterioro cognitivo. Dentro de los antecedentes más relevantes se refería dispepsia crónica que aliviaba desde hacía años con soluciones de antiácidos. Era diabética tipo 2 que se trataba con dosis variables de insulina glargina y lantus debido a insuficiencia renal moderada atribuida a la diabetes.

En la exploración física, estaba pálida y con claros signos de demencia, tipo alzhéimer, con un Mini Mental test de 17/30.

En la analítica destacaba anemia con alteraciones en el número, tamaño y variabilidad de los glóbulos rojos. Presentaba datos de mala tolerancia hidrocarbonada de forma crónica —glucosa y hemoglobina glicosilada altas—.

La función renal aparecía seriamente deteriorada —50 %—. El colesterol estaba elevado y los biomarcadores de riesgo vascular —proteína C y homocisteína— muy altos. Una TC de cráneo sin contraste reveló datos de atrofia cortical difusa. Una gastroscopia mostró una esofagitis, una gran hernia de hiato con esofagitis. El *Helicobacter* fue negativo.

Las alteraciones de los glóbulos rojos nos obligaron a consultar con el hematólogo, que realizó un examen del frotis sanguíneo en el que le llamó la atención la presencia de un punteado basófilo en algunos glóbulos blancos.

Este dato nos hizo pensar en una intoxicación por metales, así que solicitamos un perfil en el que los valores de aluminio estaban inusualmente aumentados.

En el interrogatorio, se detectó que la paciente vivía en una casa de campo antigua y que tenía por costumbre desde siempre beber agua «muy pura y fresca» de un pozo anexo a la vivienda.

Ante la sospecha de intoxicación por aluminio, le recomendamos a la familia que se abstuviera de darle agua del pozo y que instalaran un sistema de ósmosis inversa. También suspendimos los antiácidos con aluminio, que podrían estar participando.

Tras la administración de una pauta con desferoxamina, mejoró el perfil electrolítico, pero no la demencia.

LAS TOXINAS DEL ESPECTRO ELECTROMAGNÉTICO

La energía que transporta una radiación electromagnética se desplaza mediante ondas. Esta energía no es continua y se compone de dos campos oscilantes: uno eléctrico y otro magnético, situados perpendicularmente a la dirección de la propagación de la onda. Las tres características fundamentales de las ondas son la longitud —distancia entre las crestas—, la frecuencia —número de veces que oscila la onda por segundo— y la energía.

Ejemplos de este tipo de ondas, de menor a mayor energía, son en primer lugar las generadas por torres eléctricas, las antenas, la radio de onda media, las ondas de televisión, los radares, la telefonía móvil, los radares, los hornos microondas, la luz infrarroja, la luz visible, la luz ultravioleta, los rayos X y los rayos gamma.

En general, a mayor energía, mayor frecuencia y menor longitud de onda. A partir de la luz ultravioleta, las ondas tienen la energía suficiente para producir ionización en el ADN, por lo que producen envejecimiento acelerado de la piel, el cabello y las uñas.

El sol es el mayor promotor del envejecimiento de la piel. El resto de radiaciones del espectro ionizantes pueden producir cáncer en todos los órganos, especialmente en la piel, la médula ósea, el pulmón y los órganos reproductivos. Los materiales radiactivos forman parte de fuentes naturales que suelen contaminar el suelo, el aire y el agua. El radón es un gas natural que supone la mayor parte de estas sustancias. Sin embargo, las radiaciones cósmicas son una fuente a veces ignorada cuando se realizan vuelos en aeronaves con gran frecuencia. Tras un vuelo en avión se recibe radiación del sol —básicamente ultravioleta— y también cósmica. Un viaje aislado no es un problema, ya que se estima que la radiación recibida en un vuelo intercontinental es equiparable a un escáner médico. No obstante, para los profesionales de la aviación y los ejecutivos que realizan cincuenta vuelos al año, durante muchos años, podría ser un problema.

Yo recomiendo a mis pacientes con labores ejecutivas que no se sientan tan orgullosos del número de horas de vuelo, que intenten volar solo en las circunstancias en que no puedan delegar en alguien que reciba la radiación por ellos. El tren de alta velocidad en Europa es una magnífica alternativa para el avión, aunque en trayectos mucho más cortos y de menor trascendencia para la salud. Aunque tienen mala reputación, los escáneres de los aeropuertos, sin embargo, están tan alejados del espectro ionizante que no parecen en principio ser demasiado peligrosos.

Somos los médicos los responsables de la inmensa mayoría de las radiaciones que recibe la población y deberíamos estar más concienciados de los daños acumulativos innegables para la calidad de vida, el cáncer y el envejecimiento que tienen las radiaciones ionizantes antes de solicitar una radiografía o un escáner a un paciente.

Con las radiaciones no ionizantes debe prevalecer el principio de precaución, conocido en inglés como ALARA —As Low As Reasonable Achievable—; esto es, riesgo tan bajo como sea razonablemente conseguir sin tener que renunciar a los dispositivos de los que disfrutamos en la vida moderna.

Hasta el 10 % de la población es electrosensible. Esto significa que vivir en un ambiente crónico de radiaciones no ionizantes puede ocasionar dolores de cabeza, insomnio, irritabilidad y hasta depresión.

Algunas medidas de prevención consisten en colocar los electrodomésticos en las paredes que dan al exterior, usar mejor despertadores mecánicos que electrónicos o preferir la vitrocerámica a la inducción.

El consumo de teléfonos móviles inteligentes llega a ser de hasta ocho horas al día en algunas personas. Así que dejar el aparato a un mínimo de tres metros cuando no lo vayamos a usar por la noche, tenerlo alejado de la cabeza y los genitales y preferir la mensajería a la conversación son medidas razonablemente protectoras.

Usar fundas protectoras no parece que sean de gran utilidad en la mayoría de los estudios. Más efectivo es utilizar el manos libres, no hacer llamadas en ascensores y subterráneos, hacer llamadas cortas, acercarlo a la cabeza solo cuando contesten, o eliminar los iconos de la parte superior de la pantalla si no se usan con frecuencia.

8
EL MICROBIOMA

Es muy conveniente prestar atención a la terminología correcta que se usa en la actualidad para llamar a los distintos elementos de lo que antiguamente se conocía como flora.

El conjunto de microorganismos vivos que convive con nosotros en nuestro cuerpo ahora se denomina microbiota. A veces no somos conscientes de lo importantes que son la alimentación, las toxinas, los antibióticos o la higiene corporal para mantener el equilibrio entre los distintos grupos que conforman la microbiota humana, una actitud que suele generar conflictos para la salud.

Cada día hay más evidencia científica de que las relaciones de convivencia entre el microbioma y nosotros son de gran transcendencia para producir/prevenir enfermedades y acelerar/enlentecer el envejecimiento.

El microbioma no solo puede producir patologías o afectar a la longevidad, también condiciona la calidad de vida, ya que en el tubo digestivo —el microbioma más abundante del organismo— se encuentra un gran número de conexiones neuronales —«segundo cerebro»— y muchos metabolitos que modulan las emociones y la sensación de bienestar.

Además, el microbioma intestinal es «la cubierta» donde se asientan firmemente las tres velas que mueven el barco de la salud hacia el puerto de la longevidad. Si las tres —sistema nervioso, hormonas e inmunidad— van alineadas con el microbioma, entonces envejeceremos con éxito y nos encontraremos jóvenes a cualquier edad.

No tener presente la microbiota en el proceso de envejecimiento sería como ignorar la participación de los inmigrantes en el desarrollo de un país por la simple razón de que no son nativos del territorio. En el intestino humano la microbiota puede llegar a pesar dos kilos y albergar más de mil especies diferentes de bacterias, si bien en cada persona solo aparecen unos cientos de ellas al mismo tiempo.

Desde el siglo pasado se viene sugiriendo que una buena salud intestinal condiciona una mayor longevidad. Metchnikoff, considerado el padre de la inmunología, que recibió el Premio Nobel de Medicina en 1908, sugirió que la sobresaliente longevidad para la época que tenían los campesinos búlgaros, cuando se los comparaba con otros grupos étnicos en la Europa de principios del siglo XX, se debía a que eran grandes consumidores de yogur, que mejoraba el funcionalismo del sistema inmune.

EL MICROBIOMA DE LA BOCA

Hay múltiples especies bacterianas en la boca, sobre los dientes —placa dental—, la lengua y la mucosa interna de las mejillas.

La disbiosis de la microbiota bucodental puede ocasionar caries y periodontitis, con pérdida de piezas que dificulta el proceso digestivo que se inicia ya en la boca y que se va deteriorando con los años. La disbiosis bucodental acarrea también graves enfermedades a distancia, especialmente en el corazón —endocarditis bacteriana subaguda—, que vía sanguínea producen complicaciones en casi cualquier órgano.

El equilibrio ecológico del microbioma bucodental se mantiene en virtud de una alimentación saludable —esencialmente pobre en carbohidratos simples—, un correcto funcionamiento de las glándulas salivares, una higiene adecuada y el oportuno control de los factores perturbadores locales y generales —como la diabetes o las inmunodeficiencias—.

A un paciente de cuarenta y cinco años, en un chequeo rutinario, le habían encontrado cifras elevadas de presión arterial. Estaba preocupado porque a su padre le habían diagnosticado una cardiopatía coronaria que, lógicamente, quería prevenir. Su peso y su alimentación eran impecables. Practicaba ejercicio constante y moderado y había aprendido a gestionar bien sus emociones.

La exploración física no aportaba datos de interés. Su médico de cabecera había atribuido el problema a una hipertensión esencial y le había prescrito una medicación vasodilatadora —amlodipino—. Aquí hubiera terminado una historia corriente, pero en el interrogatorio sistemático los médicos debemos también interesarnos por el microbioma, cosa que a menudo ignoramos completamente. Así es que pregunté al paciente por sus digestiones y me dijo que eran normales. Evacuaba todos los días con regularidad. No tenía síntomas de acidez ni gases abdominales. Sin embargo, sí que refería haber padecido recientemente una sinusitis a partir de un foco dental que el odontólogo había controlado con un curso de antibióticos —espiramicina y metronidazol— y la posterior extracción de la pieza. La situación clínica estaba controlada, solo en espera de la curación total para realizar un implante. No obstante, la mujer del paciente estaba molesta con la halitosis —mal aliento— de su marido, que con el paso del tiempo empezaba a ser insoportable, así que ella misma le había comprado un colutorio a base de alcohol (20 %) que al no ser totalmente efectivo había sustituido por otro con cloruro de cetilpiridinio (CPC), ya que en la publicidad de la farmacia daba la impresión de ser más efectivo para controlar el mal aliento.

En consecuencia, el paciente se estaba enjuagando de manera disciplinada la boca y cepillando la lengua todos los días con el colutorio, dos veces, mañana y tarde, desde que hacía meses comenzara con el mal aliento.

Le recomendé que siguiera cepillándose los dientes a diario de la misma forma, pero que suspendiera el intenso cepillado de la lengua y, por supuesto, el colutorio bucal que contenía CPC.

Seis meses después pudimos comprobar que las cifras tensionales eran aceptables incluso sin la necesidad de usar medicación. La halitosis había desaparecido después de realizado el tratamiento definitivo del implante dental.

Microbioma de la boca y deterioro cognitivo

Hasta hace unos años se pensaba que los pacientes con alzhéimer tenían una mala dentadura debido a que uno de los síntomas cardinales de la enfermedad es la pérdida del interés por la higiene corporal. Sin embargo, cada vez hay más estudios que advierten de lo contrario. Es decir, la higiene bucal no sería la consecuencia, sino, en cierto modo, una de las causas de la enfermedad.

La cavidad nasofaríngea es «el vecino de abajo» del cerebro. Ambas estructuras están comunicadas por orificios —lámina cribosa— en el techo de las fosas nasales —hueso etmoides—. Es decir, las bacterias que habitan en la boca tienen fácil acceso al cerebro a través de estas estructuras. Obviamente, el sistema inmunitario inespecífico —inflamación— y específico —anticuerpos— es suficiente para controlar esta invasión bacteriana, que no tiene por qué causar ningún inconveniente. Sin embargo, de existir una predisposición genética para magnificar los fenómenos inflamatorios en el cerebro relacionados con el metabolismo lipídico, como ocurre cuando se poseen ciertos polimorfismos genéticos, entonces este proceso puede verse potenciado, con el resultado de un depósito exagerado de productos inflamatorios, proteínas tau —citoesqueleto de las neuronas— y sustancia amiloide que lleven a la formación de las placas seniles que aparecen típicamente en la corteza cerebral de los pacientes con enfermedad de Alzheimer.

En otras palabras, en sujetos predispuestos genéticamente, la mala higiene dental podría ser la causa del inicio o empeoramiento de la enfermedad. Y, visto al revés, una buena higiene dental podría ser una de las muchas cosas que podríamos hacer para prevenir el deterioro cognitivo asociado a la edad, con independencia de otras predisposiciones. Si no hay bacterias que lleguen con facilidad al cerebro, es imposible que se generen placas seniles por esta causa, aunque se siga teniendo, en general, la predisposición a producirlas.

En definitiva, debemos buscar un equilibrio entre la higiene exagerada y la higiene adecuada. El uso excesivo de colutorios y cepillos de lengua no es recomendable de forma regular; mientras que el uso de hilo dental con cuidadoso cepillado de los dientes, durante cuatro minutos, dedicando treinta segundos a las superficies interna y externa de cada uno de los cuatro cuadrantes en los que se divide la arcada dental, sería la forma ideal de hacerlo y de prevenir la enfermedad bucodental y el alzhéimer.

EL MICROBIOMA GÁSTRICO

Se sabe desde hace mucho tiempo que la cavidad gástrica tiene un pH extremadamente ácido, de tal modo que recuerdo vívidamente cuando yo era estudiante de Medicina que mis profesores me decían que no había bacterias en el estómago capaces de sobrevivir a un medio tan hostil. Además, de tanto oírlo, quedó grabada en mi memoria la regla de que, si conseguíamos aumentar el pH del estómago, cualquier síntoma que el paciente pudiera continuar presentando no sería debido a una patología ulcerosa.

Una mujer de cuarenta y siete años se quejaba de intenso malestar epigástrico que mejoraba con las comidas y con antiácidos. Era curioso porque decía que sentía unas veces hambre, y otras, saciedad, sin una clara relación con la ingestión de comidas.

Refería también flatulencia continua que limitaba mucho su calidad de vida, con sensación de reflujo esofágico y meteorismo continuo que no conseguía aliviar con antieméticos ni espasmolíticos. Los síntomas no se resolvían con dosis altas de varios inhibidores de la bomba de protones (IBP), como el omeprazol, que había usado de forma errática sin éxito y que, por tanto, había abandonado.

Pronto se empezó a dar cuenta de que sus médicos atribuían de forma más o menos solapada sus síntomas, alternativamente, a colon irritable —le prescribían una dieta y probióticos— o a estrés —le recomendaban sulpiride—, o incluso a la menopausia, ya que empezaba a tener faltas en la menstruación. En este momento, acudió a mi consulta, desesperada, buscando una segunda opinión de un internista experto en menopausia.

Después de un interrogatorio y una exploración clínica sin hallazgos de interés, solicité, entre otras pruebas, un simple test de ureasa en aliento, cuya positividad puso de manifiesto el verdadero causante de todos sus males, el temido *Helicobacter pylori*.

Una gastroscopia reveló una úlcera en el antro gástrico. El estudio histológico confirmó definitivamente la participación de *Helicobacter pylori* en todo el proceso.

Negociamos los tratamientos «naturales» para combatir la infección, porque no queríamos crear otro problema añadido de disbiosis por antibióticos.

El aceite de hierbaluisa, el de orégano, el propóleo, el jengibre, la cúrcuma, el repollo y el brócoli son las siete maneras naturales sugeridas por los fitoterapeutas para prevenir e incluso tratar el *Helicobacter pylori*. Sin embargo, debido a la gravedad y cronicidad de la sintomatología, la paciente me demandaba una solución rápida y contrastada científicamente.

De las varias pautas disponibles, le recomendé un tratamiento erradicador con cuádruple terapia durante dos semanas —omeprazol, claritromicina, amoxicilina y metronidazol— tras lo cual conseguimos la desaparición total de los síntomas y la negativización de la prueba de ureasa unos meses más tarde. Para proteger al resto de la microbiota, recibió un protocolo con prebióticos y probióticos.

Se ha visto que el *Helicobacter pylori* está presente en el estómago de muchas personas, incluso asintomáticos. El gran interés radica en comprobar qué casos de cáncer gástrico —especialmente linfoma y adenocarcinoma— se acompañan de infección por *Helicobacter pylori*. Es decir, erradicar la bacteria puede suponer una maniobra fundamental en la prevención del cáncer gástrico en los pacientes genéticamente predispuestos.

Aparte de la úlcera, el *Helicobacter pylori* se ha asociado con gastritis crónica atrófica en los jóvenes. Sin embargo, en la población de más edad, esta gastritis no suele estar ocasionada por la bacteria, de tal modo que se piensa que algunas de las moléculas inflamatorias generadas por *Helicobacter pylori* —interleucina 8— en realidad estarían ocasionando un verdadero envejecimiento acelerado de la mucosa gástrica.

LA DISBIOSIS INTESTINAL

Muchas situaciones que van desde la calidad de vida digestiva, como el colon irritable, pasando por enfermedades metabólicas del tipo de la obesidad y la diabetes tipo 2, o patologías digestivas graves como la enfermedad inflamatoria intestinal, el cáncer y la colitis pseudomembranosa, hasta el propio envejecimiento, han sido asociadas, con mayor o menor consistencia, a cambios en la composición de la microbiota intestinal.

La asociación no tiene por qué ser causal, ya que la disbiosis intestinal podría ser más una consecuencia de la situación que el origen de esta. Para establecer una relación causa-efecto son necesarios estudios más completos en los que puedan restaurarse los desequilibrios. Además, para aplicar las intervenciones desde el punto de vista terapéutico, más que cepas aisladas habría que modificar grupos bacterianos completos, lo que tal vez solo podría realizarse de forma eficaz con trasplante total de flora fecal, como ocurre en algunos modelos de colitis pseudomembranosa, obesidad y envejecimiento.

En cualquier caso, estos trabajos preliminares abren una nueva vía de tratamiento con alto potencial de expansión y desarrollo.

Los síntomas de disbiosis intestinal, directamente relacionados con el aparato digestivo o a distancia, sobrevienen normalmente por la alimentación, que puede ser excesiva, deficitaria en algunos aspectos o en ocasiones por mala tolerancia congénita o adquirida a ciertos alimentos. Estas intolerancias pueden causar reacciones inflamatorias directas de los propios alimentos, cosa que ocurre con frecuencia con algunas fracciones proteicas, como el gluten, o se deben al efecto negativo que supone el exceso de alimento no absorbible en la luz intestinal que puede llevar al sobrecrecimiento de la microbiota del intestino delgado o grueso. La superabundancia de nutrientes o la fermentación de los alimentos no absorbibles, que producen productos que interfieren con el ecosistema y la permeabilidad del intestino, favorecen la introducción de moléculas tóxicas para el organismo mismo, situación que ocurre en los casos graves de intolerancia a ciertos azúcares simples como la lactosa, la fructosa o el sorbitol.

Cuando se alteran las uniones estrechas entre los enterocitos que permiten el paso de macromoléculas de origen alimentario o bacteriano, este fenómeno desencadena reacciones inflamatorias y autoinmunes. La zonulina es la proteína fundamental que participa en la regulación de la permeabilidad intestinal. Cualquiera que sea la causa que eleve la producción de zonulina fecal determina el aumento de la permeabilidad, que podría producir inflamación, autoinmunidad, envejecimiento y cáncer.

Una paciente de cuarenta y cuatro años siempre había gozado de excelente salud. Se quejaba últimamente de empobrecimiento progresivo de su calidad de vida, que incluía olvidos frecuentes que le preocupaban mucho, así como debilidad y dolor muscular generalizado, que la tenía postrada en el sofá viendo la televisión la mayor parte del día. Se quejaba de una llamativa sensación de meteorismo intermitente que, tras una dificultosa expulsión de gases que sucedía ocasionalmente de forma explosiva, mejoraba de manera parcial su malestar abdominal.

Tenía, así mismo, una sensación continua de hambre que no mejoraba con bebidas y comidas con alto contenido de azúcar. La fatiga y la «niebla» mental tampoco se aliviaban con los alimentos azucarados. Estaba ganando más volumen que peso. Presentaba también vahídos y temblores que ella empezaba a achacar, junto con los demás síntomas, tal vez a una posible menopausia precoz.

En el interrogatorio dirigido me comentó un viaje el año anterior a Tailandia, donde había pasado una gastroenteritis con diarrea acuosa de la que se recuperó tras un curso de antibióticos —ciprofloxacino—.

En la exploración destacaba la tendencia a la taquicardia. La presión arterial estaba en el límite bajo de la normalidad. El perímetro abdominal y el contenido de grasa eran muy superiores a lo esperado por su peso, que estaba en el rango alto de la normalidad.

En la analítica la glucemia se encontraba baja. Los demás parámetros bioquímicos estaban dentro del rango normal. El perfil hormonal no mostró anormalidades relevantes y no había ningún dato de menopausia. En este punto tuvimos que focalizar sus molestias en el aparato digestivo.

Dentro de los biomarcadores fecales había datos de permeabilidad —zonulina elevada—, pero no de grave infección (sIgA) ni inflamación —calprotectina—. El pH estaba exageradamente ácido.

Se realizó una prueba de aliento con una solución de lactosa y glucosa-sorbitol. Esta última vino claramente positiva. Los exámenes genéticos para intolerancia a la fructosa y la lactosa fueron negativos.

Con el diagnóstico de intolerancia a la fructosa-sorbitol secundaria —a la gastroenteritis invasiva que había padecido— se inició una dieta pobre en fructosa y sorbitol que ocasionó una progresiva mejoría de todos los síntomas digestivos y generales.

La fructosa, a diferencia de otros azúcares, sacia mal el apetito, tiene una alta capacidad endulzante, pero menos calorías.

El sorbitol es un alcohol-azúcar presente en las algas rojas y en las plantas de la familia rosácea —peras, manzanas, ciruelas y albaricoques—. Es abundante en zumos comerciales, medicamentos, chicles, gominolas, bollería industrial, galletas y el surimi —salchichas de pescado—. Hay complejas interacciones en los transportadores de glucosa, fructosa, galactosa y sorbitol. La fructosa, por ejemplo, solo se absorbe en presencia de glucosa, y glucosa y sorbitol compiten por el mismo transportador. El sorbitol, a su vez, independientemente del transportador tiene un límite de absorción —veinticinco gramos— a partir del cual ocasiona síntomas digestivos.

La fructosa que no se puede absorber pasa al colon, donde se fermenta generando gases —hidrógeno y metano— y moléculas ácidas —ácidos grasos de cadena corta— que producen irritación.

La intolerancia genética a la fructosa es muy poco frecuente y se va desarrollando con el paso de los años. La intolerancia secundaria que ocurre después de una enfermedad intestinal que daña el borde en cepillo, como la gastroenteritis, es mucho más frecuente.

En otras ocasiones, el uso extensivo de antibióticos —no absolutamente necesarios ni a las dosis adecuadas— que hacemos los médicos puede ocasionar disminución de ciertas especies bacterianas reguladoras con sobrecrecimiento de especies fúngicas, especialmente *Candida spp.* Sin embargo, no siempre el sobrecrecimiento se debe a la antibioterapia; la industria alimentaria también tiene algo con ver, ya que muchas granjas ganaderas, avícolas y piscifactorías usan dosis bajas profilácticas de antibióticos para preservar la salud de sus animales. Estas dosis, en determinadas circunstancias, podrían pasar al consumidor, ocasionando no solo resistencias futuras, sino también cambios en la diversidad de la microbiota, con eventual aparición de cepas patógenas y de cambios en el metaboloma.

Un paciente diabético tipo 2 de cincuenta años me consultó porque había notado un cambio muy llamativo en su estado general en los últimos meses que incluía insomnio, cansancio, dolores articulares erráticos y mareos inespecíficos. Su autoestima y su vida sexual se habían deteriorado hasta el punto de que incluso notaba molestias e irritación local cuando intentaba tener relaciones íntimas. Sus digestiones habían empeorado mucho, apareciendo dolor epigástrico continuo que empeoraba drásticamente las pocas veces que consumía alguna bebida alcohólica. Su hábito intestinal había cambiado, alternando deposiciones blandas y malolientes con días de estreñimiento.

La primera consulta la había tenido con su cuñado, que achacaba todo al «síndrome de los cincuenta años» y fue quien le recomendó realizar un protocolo de rejuvenecimiento conmigo.

No obstante, dado que hacía unos meses el paciente había estado ingresado unos días en el hospital por neumonía atípica, primero fue a ver a su médico general para encontrar una solución a sus problemas de salud.

El generalista no encontró en la inspección visual y en la auscultación ningún dato alarmante. La presión arterial, pulso y saturación de oxígeno estaban en rangos aceptables. No había razones para preocuparse por la neumonía, ya que había respondido de forma satisfactoria a una combinación de levofloxacino y claritromicina durante una semana. Como quiera que el médico no había visto ningún dato relevante, le remitió al endocrinólogo para realizarle una evaluación pormenorizada.

En la consulta del especialista se comprobó que, a pesar de que en su dieta había aumentado el ansia por hidratos de carbono, su peso y sus controles glucémicos —glucemias y hemoglobina glicosilada— no habían empeorado demasiado. Así que se limitó a duplicar las dosis bajas de metformina. El perfil lipídico era aceptable también, al igual que las transaminasas y el ácido úrico. La testosterona libre estaba dentro de los límites para su edad. En consecuencia, el endocrinólogo le explicó que las molestias posiblemente se debieran a otras causas no relacionadas con su especialidad, así que le remitió al gastroenterólogo, al urólogo, al reumatólogo; y dejó entrever que no estaría de más también una consulta con el psiquiatra porque tal vez todo podría deberse a una depresión enmascarada.

Cansado de tanto especialista, el paciente decidió hacerle caso a su cuñado y ese fue el motivo por el que acudió a un internista experto en medicina antienvejecimiento.

La mayor parte del trabajo clínico ya estaba hecho, así que me limité a realizar una exploración algo más cuidadosa. El abdomen estaba timpanizado y le dolía de forma inespecífica a la palpación profunda en la boca del estómago. La inspección minuciosa de la faringe mostró unas líneas blancas en la mucosa del interior de las mejillas y la lengua, de donde tomé rápidamente unas muestras para cultivo microbiológico. En el glande, escondido debajo del prepucio, también apareció un material blanquecino que obviamente fue objeto de estudio. En los dos casos se identificaron abundantes especies de *Candida albicans*.

Solicité un análisis de materia fecal para evaluar el microbioma intestinal. La prueba mostró que la microbiota muconutritiva estaba muy baja, la microbiota reguladora baja, y la proteolítica, aumentada. Las arqueas estaban en concentración promedio, mientras que los hongos eran muy abundantes. No se identificaron parásitos.

En cuanto a los marcadores de disbiosis, los de infección (sIgA), muy altos; los de inflamación —calprotectina, lactoferrina y betadefensina—, altos; los de permeabilidad —zonulina y alfa1 antitripsina—, negativos; y los de digestión —pH, glucosidasas—, normales.

En definitiva, con el diagnóstico de candidiasis y disbiosis intestinal secundaria al uso de antibióticos, se planteó un protocolo dietético, incluyendo una importante restricción de hidratos de carbono y, especialmente, de alcohol, así como la administración de antifúngicos poliénicos —enjuagues orales de nistati-

na—, antifúngicos azólicos en crema tópica —clotri-
mazol— y cápsulas orales —fluconazol—.

Pocas semanas más tarde, muchos de los síntomas
empezaron a remitir. Paralelamente a las recomendaciones dietéticas se instauró una pauta de prebióticos
y probióticos con los que mejoraron los parámetros
de disbiosis intestinal y los biomarcadores en un control de materia fecal realizado meses después.

La disbiosis intestinal por antibióticos es la más previsible y frecuente. El dato más llamativo es la pérdida de bio-
diversidad con la disminución de los *Firmicutes*, ya que pertenecen a los tres tipos de microbiota. Es un proceso similar
al que ocurre con el envejecimiento. Un bajo cociente bacte-
roides/*Prevotella* hace referencia más a una dieta vegetariana antes que carnívora, como ocurre en el enterotipo 2. El
aumento de enterobacterias sobre enterococo habla de aumento de la microbiota proteolítica en detrimento de la microbiota reguladora, como sucede en el sobrecrecimiento
bacteriano. Una menor proporción de *Clostridium coccoides*
sobre el *Clostridium perfringens* refleja, en la microbiota
proteolítica, una flora más patógena que beneficiosa, típico
de lo que ocurre en el sobrecremiento por antibióticos.

Si no hay aumento de la permeabilidad intestinal, causante de Leaky Gut Syndrome (LGS), los marcadores de
permeabilidad —alfa-1 antitripsina y la zonulina— no tienen
por qué alterarse. En el sobrecrecimiento bacteriano es notable la elevación de los marcadores de infección —sIgA secre-
tora y la proteína eosinofílica X—, así como los de inflama-

ción —calprotectina, lactoferrina y beta-defensina 2—. Estos marcadores también se elevan cuando la sobreinfección es grave o hay otras causas de inflamación como la enfermedad inflamatoria intestinal o el cáncer. Si la función pancreática está comprometida, aumentan los marcadores de digestión —acidez, alfa-glucosidasa, beta-glucuronidasa y elastasa—.

El microbioma intestinal se considera uno de los principales factores en determinar la respuesta del sistema inmune. El envejecimiento condiciona un desequilibrio entre fenómenos proinflamatorios y mecanismos antiinflamatorios que acaba por producir en las personas predispuestas el llamado proceso de *inflammaging*, que condiciona enfermedades crónicas del tipo cardiovascular, neurocognitivo, metabólico, fragilidad y, eventualmente, la muerte.

Además, para una correcta evaluación de lo que sucede en el organismo, debemos valorar también las interacciones y recombinaciones entre los genes prestados que obtenemos de la microbiota y los efectos —positivos y negativos— de sus productos metabólicos que, atravesando con mayor o menor dificultad las barreras del organismo, aparecen en el torrente sanguíneo.

Hoy sabemos que la distinta velocidad del proceso de envejecimiento en cada individuo no se puede entender sin la participación del microbioma.

Hay estudios modernos, por ejemplo, que relacionan la suplementación con probioticos que aportan flora muconutritiva —Akkermansia— con mejores parámetros de envejecimiento —inmunidad y oxidación— y prolongación de la longevidad, lo que tiene enorme interés potencial en la medicina antienvejecimiento.

Ya están en marcha estudios con animales envejecidos a los que se les transfiere materia fecal de individuos más jóvenes, con resultados sorprendentes, especialmente en lo que concierne a las funciones cognitivas.

Una paciente de sesenta y ocho años notaba debilidad, fatiga y cierta confusión mental. Además, estaba muy preocupada porque perdía peso de forma acelerada. Refería desde hacía meses dolor abdominal difuso con meteorismo y episodios de diarrea. Debido a los antecedentes en la familia, siempre estaba obsesionada con la posibilidad de desarrollar un cáncer digestivo. En la exploración abdominal llamó la atención una gran cicatriz de una cirugía antigua de vesícula para quitarle unos cálculos que le habían ocasionado un cólico biliar.

En la analítica destacaba un patrón de desnutrición con anemia con aumento del volumen de los glóbulos rojos y una albúmina muy disminuida. El perfil de vitaminas —ácido fólico, B12 y D— estaba en valores extremadamente bajos. Los marcadores tumorales del páncreas (CA 19.9) y del hígado —alfa fetoproteína— eran negativos. Una TC del cráneo no mostró hallazgos dignos de mención, pero la de abdomen sí puso de manifiesto datos compatibles con una posible «asa excluida», pero sin clara semiología de abdomen agudo.

Se realizó un test de hidrógeno espirado tras la administración de lactulosa, un carbohidrato que normalmente no se absorbe en el intestino delgado. La presencia de una concentración de hidrógeno basal alta y un pico precoz —antes del esperado para el colon, donde la lactulosa sí se transforma en hidrógeno— confirmó la sospecha de un síndrome de sobrecrecimiento bacteriano del intestino delgado (SIBO).

Se recomendaron medidas dietéticas, como la restricción de productos lácteos, pan integral, avena, y una dieta baja en FODMAP —oligosacáridos fermentables, como los presentes en ciertas legumbres (judías, guisantes y lentejas)—. También se sugirió la reducción en disacáridos como la sacarosa —azúcar común— y la lactosa —productos lácteos—, además de una disminución de monosacáridos, como la fructosa —presente en todos los productos endulzados de manera artificial— y polioles —alcoholes como el sorbitol, que están presentes en alimentos dietéticos y productos precocinados—.

Se administraron antibióticos específicos —rifaximina— y una pauta de recuperación de la flora con prebióticos y probióticos, así como suplementos vitamínicos.

Con este protocolo se consiguió una desaparición de los síntomas, mejoría del peso y normalización de la microbiota. En un control posterior, la TC había mejorado, descartándose, de momento, la intervención quirúrgica, cosa que siempre hay que evitar en pacientes con adherencias, a menos que se trate de un abdomen agudo.

El sobrecrecimiento bacteriano puede ocurrir cuando se alteran algunos de los mecanismos reguladores de la microbiota intestinal debido al consumo prolongado de antisecretores gástricos, o cualquier otra causa de disminución de la acidez gástrica o alteraciones de la motilidad intestinal debido a hipotiroidismo, diabetes o también espontáneamente. Cuando no existe un factor atribuible claro, como en el caso de los antibióticos, es bastante más difícil de identificar.

LAS ARQUEAS

Las arqueas fueron inicialmente consideradas bacterias porque están constituidas por una sola célula que carece de núcleo; pero debido a otras características diferenciales de la pared —muy resistente— y del metabolismo —producción de metano—, en la actualidad se las separa taxonómicamente de las bacterias.

Se caracterizan por vivir en ambientes extremos de temperatura y acidez —extremófilos—. En el intestino transforman los productos metabólicos de las bacterias en metano. *Methanobrevibacter* es la arquea más abundante de la microbiota intestinal.

Las arqueas forman parte de un círculo vicioso intestinal presente en muchos pacientes. El aumento de la producción de metano enlentece el tránsito intestinal, y a su vez la disminución del tránsito intestinal produce el sobrecrecimiento de arqueas.

Una paciente menopáusica siempre había padecido desde joven de distensión abdominal. Habíamos iniciado una pauta de sustitución hormonal con geles liposomales de estradiol —por la mañana— y de progesterona —por la noche—. Refería mala tolerancia a la progesterona, ya que al parecer acrecentaba sus molestias abdominales.

En el interrogatorio se recogió que padecía fases de estreñimiento de hasta una semana de evolución que se acompañaba de dolores cólicos que aliviaba tras la expulsión de gases fétidos. Había consultado a un gastroenterólogo que le había recomendado un tratamiento con espasmolíticos después de descartar patología en una TC de abdomen y una colonoscopia que no mostraban patología orgánica.

Realizamos un estudio de microbioma intestinal que puso de manifiesto, como único hallazgo, una disbiosis con notable aumento de las arqueas y sin graves alteraciones de los biomarcadores fecales.

La progesterona relaja la musculatura del tubo digestivo, con la consiguiente retención y estancamiento del contenido intestinal —alimentos y gases—. La sustitución hormonal con progesterona, en algunas pacientes predispuestas, puede empeorar los síntomas abdominales.

El metano es un gas producido en gran cantidad por los rumiantes con potente efecto invernadero, pero a largo plazo. Se calcula que los efectos para la capa de ozono serán especialmente evidentes el próximo siglo, a menos que se logre un control sostenible sobre la producción ganadera. Si consideramos que cada rumiante puede generar hasta quinientos litros de metano al día, España, con más cabezas de ganado que población humana, tiene muy difícil reducir las emisiones conforme a las recomendaciones de la Agencia Europea del Medio Ambiente, a menos que se disminuya la cantidad de ganado o se mejore la eficiencia del sistema.

El metano supone actualmente una séptima parte de los gases de efecto invernadero, mientras que los medios de transporte son una quinta parte. En Nueva Zelanda están empezando a vacunar a las vacas contra las arqueas. Este procedimiento podría reducir de manera notable la producción de metano de este país. Lo que no está claro son los resultados a largo plazo para la salud, modificando el microbioma de los rumiantes. Ya tenemos experiencia en Europa de lo que sucede cuando se cambia la alimentación de los animales de forma artificial, como ocurrió con el ya casi olvidado síndrome de las vacas locas. Esperemos que la historia no vuelva a repetirse.

EL MICROBIOMA GENITAL

La vagina está poblada por numerosas bacterias beneficiosas que la protegen de la colonización por microorganismo patógenos —virus, hongos, bacterias y parásitos—.

La microbiota vaginal, rica en *Lactobacillus* que acidifica el medio para evitar la proliferación de patógenos, se puede mejorar desde dentro y desde fuera. Los probióticos presentes en el yogur y el kéfir pueden ser beneficiosos para mantener el pH ácido. El problema de los yogures son los saborizantes y edulcorantes. La fibra vegetal también es importante. Para mantener una microbiota vaginal saludable es necesario tener presente que:

— El mayor riesgo es la excesiva higiene vaginal. Debe evitarse el uso de jabones o desodorantes vaginales, ya que favorecen el crecimiento de la flora nociva, como *Prevotella bivia* (enfermedad inflamatoria pélvica), *Gardnerella vaginalis* (flujo maloliente) y la *Candida albicans* (flujo blanquecino).

— La higiene de la vulva debe hacerse desde la vagina al ano (y no al revés) para prevenir las infecciones por enterobacterias.

— Hay que evitar los suavizantes en la ropa interior.

— Algunos espermicidas también pueden ocasionar disbiosis vaginal.

— En la menstruación, usar compresas ecológicas sin blanqueantes.

— Los tampones vaginales, especialmente si no se cambian con frecuencia, puede ser peligrosos.

— Las copas vaginales, que se están popularizando, añaden un efecto positivo sobre el medio ambiente en comparación con compresas y tampones. Todavía su uso es poco generalizado debido a prejuicios infundados de todo tipo; a la curva de aprendizaje, que requiere varios ciclos menstruales para seleccionar la copa más adecuada y colocarla con eficiencia en el lugar adecuado; a los recelos derivados de la manipulación y limpieza de un dispositivo normalmente reutilizable; y a ciertas contraindicaciones médicas, como el vaginismo, la endometriosis y los miomas.

Una paciente de cuarenta y cuatro años tenía desarreglos menstruales compatibles con perimenopausia. Tenía como antecedentes obesidad y diabetes tipo 2. Decidimos mantener una actitud expectante en lo referido a la sustitución hormonal porque las hormonas estimulantes hipofisarias no estaban elevadas, aunque el estradiol y la progesterona empezaban a caer por debajo de rango normal. Le recomendé iniciar un tratamiento con metformina —cuatrocientos veinticinco miligramos cada doce horas—.

Acudió a mi consulta unas semanas más tarde porque el marido pensaba que el medicamento podría ser el causante de sus molestias, según había leído en el prospecto. Todos los síntomas que estaba presentando su mujer —confusión mental, fiebre, escalofríos, dolores musculares generalizados y la práctica ausencia de orina durante las últimas doce horas— podrían ser debidos a la metformina.

En el interrogatorio la paciente me dijo que le había bajado una regla muy abundante los días precedentes que le había ocasionado bastante irritación vaginal, a pesar de usar tampones superabsorbentes. Al parecer, había tenido una reacción muy parecida con la penicilina hacía muchos años. En la exploración tenía febrícula, estaba taquicárdica y la presión arterial estaba baja. Un hallazgo llamativo era un *rash* cutáneo y un notable edema vulvar.

Con estos datos ingresé inmediatamente a la paciente en el hospital con la sospecha de síndrome de *shock* tóxico por estafilococos. La analítica mostró bajas plaquetas en el hemograma y una baja función renal —creatinina elevada— con liberación de las enzimas musculares (CK) y las transaminasas hepáticas (ALT, AST), en la bioquímica general.

Después de que el ginecólogo extrajera el tampón vaginal que llevaba —que se envió para cultivo—, se la remitió a la unidad de cuidados intensivos, donde la paciente fue tratada con fluidos intravenosos y antibióticos —clindamicina— e inmunoglobulinas (IVIG) parenterales, recuperándose en una semana, con la única secuela de una descamación de las palmas de las manos y las plantas de los pies.

En el cultivo del tampón crecieron incontables colonias de *Staphylococcus aureus*.

El síndrome del *shock* tóxico es un buen ejemplo de cómo las modificaciones del microbioma vaginal suelen ocasionar una enfermedad que puede ser mortal si no es tratada a tiempo.

PREBIÓTICOS, PROBIÓTICOS, POSBIÓTICOS Y SIMBIÓTICOS

El grupo de productos que podemos usar en pacientes con disbiosis incluye varios tipos de alimentos y suplementos nutricionales que, a menudo, se confunden porque tienen nombres parecidos.

Una microbiota equilibrada es la que es capaz de proporcionar y favorecer el sustento metabólico y protección inmune a las células del tubo digestivo para que cumplan su misión nutritiva para el organismo.

La estrategia para mantener este equilibrio puede ser:

— Administrar directamente los microorganismos deficitarios de la flora muconutritiva y reguladora (probióticos).

— Proporcionar las fuentes de energía necesarias para que los microorganismos beneficiosos se mantengan activos (prebióticos).

— Suministrar los productos metabólicos que hacen que la microbiota beneficiosa nutra a las células intestinales.

— Combinaciones de todo lo anterior (simbióticos).

PREBIÓTICOS

Son fibras vegetales especializadas que actúan como fertilizantes que estimulan el crecimiento de la microbiota nutritiva y reguladora. Debemos aportar de forma natural una adecuada cantidad para favorecer el equilibrio en cada uno de los microbiomas.

La lista de productos naturales de la dieta con efecto prebiótico es larga, el primero de todos es la leche materna —pero no la leche de vaca—. Muchos alimentos como las alcachofas, la soja, el ajo, la cebolla, los plátanos, los espárragos y, especialmente, los granos integrales y las algas marinas forman parte de la dieta saludable que aporta prebióticos.

Se encuentran, en mayor o menor cantidad, en las frutas y verduras, que contienen carbohidratos complejos, como la fibra y el almidón resistente. Estos carbohidratos no son digeribles por el cuerpo, por lo que en realidad pasan a través del tracto digestivo superior inalterados para cumplir su cometido en el colon. En definitiva, cuando incluimos frutas y verduras en nuestra dieta estamos aportando, entre otras cosas, prebióticos naturales.

Diferentes tipos de oligosacáridos (OS) se utilizan como prebióticos en suplementos alimenticios, incluyendo galacto-oligosacáridos (GOS), fructo-oligosacáridos (FOS), polidextrosa y mezclas de estos (OS).

Cada tipo de prebiótico puede tener un efecto bifidogénico diferente, ya que los suplementos de cadena corta —sc— se fermentan principalmente en el colon y ciego ascendente; mientras que los OS de cadena larga —lc— se fermentan en el colon entero.

Las fórmulas de los lactantes, por ejemplo, se enriquecen con prebióticos scGOS/lcFOS para lograr un efecto bifidogénico muy parecido a los alimentados con leche materna, evitando de una manera significativa la incidencia de estreñimiento infantil.

Los prebióticos tienen efectos positivos sobre la dermatitis atópica, la rinoconjuntivitis alérgica y la alergia en general. De hecho, el uso de GOS/FOS en productos dietéticos inhibe las infecciones y los trastornos inmunes como las alergias en los humanos.

A pesar de que también se recomiendan la inulina, la matodextrina y la polidextrosa como prebióticos, se observa un pobre crecimiento de *Lactobacillus* y *Bifidodobacterium*, en estudios controlados.

Probióticos

Contienen cepas específicas de microorganismos vivos que se toman por la boca para llegar a los distintos tramos del intestino, donde se encuentra la microbiota residente.

Al igual que los prebióticos, estos pueden tomarse mejor a través de los alimentos, pero los suplementos nutricionales son una buena opción si fallan los alimentos naturales, por intolerancia, alergia o tipo de dieta.

El alimento probiótico más corriente, el yogur, se obtiene fermentando la leche con diferentes bacterias que quedan en el producto final. Otros alimentos fermentados por bacterias, como el miso —soja—, el chucrut —col—, la kombucha —té verde—, el kimchi —repollo—, el kéfir —setas—, el queso —leche—, el tempeh —soja— o el vinagre —manzana—, también son buenas fuentes de probióticos más o menos contrastadas, aunque no han sido tan estudiadas como el yogur.

Algunos alimentos fermentados —como el pan de masa fermentada y la mayoría de los encurtidos— se procesan después de la fermentación, lo que mata los microorganismos, que al morirse dejan de considerarse probióticos, puesto que carecen de los mismos beneficios que los microorganismos vivos.

A ciertos alimentos no fermentados se les pueden agregar microorganismos artificialmente para obtener también un efecto probiótico. Las fórmulas infantiles, algunos cereales, zumos, batidos y barritas energéticas son ejemplos de ello.

Los suplementos probióticos contienen una dosis única o mezclas de microorganismos vivos. El lactobacilo es el microorganismo probiótico más común. Hay más de diez especies comercializadas como suplementos probióticos, seleccionadas dentro de más de cien especies conocidas de lactobacilos. Hay muchos otros tipos de probióticos, no todos con resultados contrastados. También hay diferentes situaciones en las que se atribuyen beneficios clínicos de los distintos probióticos, como el tratamiento y prevención de la diarrea aguda —inducida por antibióticos o secundaria a radioterapia—, la enfermedad inflamatoria intestinal, el colon irritable, la esteatosis hepática, y en las unidades de medicina intensiva, cirugía general y de trasplante hepático.

Por otra parte, aunque se necesitan más estudios para establecer recomendaciones específicas en cada entorno clínico, el riesgo de infección asociado al uso de probióticos es relativamente bajo. Durante milenios se han usado probióticos para fermentar alimentos. En los individuos sanos, los probióticos pueden causar gases, pero rara vez infecciones u otros problemas de salud importantes, salvo en pacientes con graves problemas estructurales o inmunológicos del intestino.

La mayoría de los probióticos encapsulados contienen bacterias comprobadas y conocidas, como *Lactobacillus* o *Bifidobacterium*. Además del número —miles de millones de cultivos de bacterias vivas por cápsula—, los probióticos pertenecen al grupo de productos donde es muy importante leer el etiquetado, puesto que las bacterias pueden ser muy sensibles a factores ambientales como la humedad, el aire y la temperatura. En general, un blíster será una solución siempre más segura que un bote. El blíster protege cada cápsula individual, mientras que el bote, al abrirlo, expone todas las cápsulas a la acción del medio ambiente.

Existen en el mercado probióticos en los que las células van cubiertas de una capa lípida —microencapsulados— para proteger a las bacterias contra la acidez y la humedad. Algunos fabricantes recomiendan tener los probióticos refrigerados para mantener sus propiedades intactas.

Además de lactobacilos y bifidobacterias, hay más probioticos que contienen *Saccharomyces cerevisiae,* estreptococos, enterococos, *Escherichia* y otros. Los microorganismos probióticos reciben su nombre por su género, especie y cepa.

Hay estudios que demuestran ciertos efectos beneficiosos de algunos probióticos, esencialmente *Lactobacillus* y *Saccharomyces* en algunos pacientes con diversas patologías como asma, dermatitis atópica, diarreas infecciosas —asociadas o no a antibióticos—, enfermedad inflamatoria intestinal, colon irritable, hipercolesterolemia y obesidad.

Recientemente se han demostrado los efectos de los probióticos que contienen *Akkermansia muciniphila* en la mejora de los parámetros de envejecimiento con éxito y longevidad en ratones. Por este motivo han empezado a recomendarse empíricamente en humanos, en especial en los que tienen una clara disminución de la microbiota muconutritiva. La obtención de las cepas de *Akkermansia* es compleja, lo que crea dudas sobre su viabilidad terapéutica. No obstante, aunque hace falta todavía más investigación al respecto, parece un camino muy prometedor.

POSBIÓTICOS

Son una preparación de microorganismos inanimados y/o sus componentes confieren beneficios a la salud de quien los toma. En decir, se incluyen los microorganismos —muertos—, íntegros o en fragmentos —como los componentes de la pared o las proteínas de la membrana celular—, con o sin metabolitos sintetizados por las bacterias.

Solo los probióticos son microorganismos vivos, tanto los prebióticos como los posbióticos están constituidos por componentes inertes. Estos últimos suministran estructuras microbianas desactivadas como las que habitan en el intestino, con o sin sus propios compuestos metabólicos.

Aunque se han descrito también muchos efectos positivos para la salud con el butirato, que es un ácido graso de cadena corta beneficioso, producto de la fermentación de los carbohidratos por parte de la flora muconutritiva, aisladamente no debe ser denominado como posbiótico, a menos que se acompañe de estructuras celulares inertes.

Los posbióticos se encuentran esencialmente en muchos de los alimentos que contienen prebióticos y probióticos, así como en ciertos suplementos nutricionales y típicamente en las fórmulas lácteas infantiles. Sin embargo, el yogur, al contener microorganismos vivos e inanimados y sustancias producidas por bacterias como resultado de la fermentación, puede ser considerado, con propiedad, el mejor posbiótico.

Al no ser viables, los microorganismos presentes en los posbióticos son más seguros al no producir infecciones.

La papaya fermentada es un posbiótico al que se le atribuyen importantes propiedades saludables. Al actuar sobre el estrés oxidativo, se recomienda para enlentencer el envejecimiento. Se habla también de sus capacidades inmunomoduladoras y regenerativas —por su alto poder energético y contenido en vitaminas A, C y B, así como magnesio y potasio y moléculas similares a los beta-glucanos—. Además, la papaína —un enzima abundante en la papaya— ayuda a la digestión de las proteínas y facilita la digestión.

La llamada cola de pavo es una seta común que contiene un polisacárido-K (PSK), ligado a proteínas, que se utiliza como un nutracéutico posbiótico por sus propiedades estimulantes del sistema inmune y como agente coadyuvante en el tratamiento del cáncer. En Japón, el PSK está aprobado como inmunoterapia coadyuvante contra el cáncer —digestivo, de mama y de pulmón— y la terapia está cubierta incluso por la Seguridad Social, dado que la actividad anticancerosa del PSK está fuertemente documentada. Puede reducir el desarrollo de cáncer inducido, en especial por mutágenos como la radiación.

SIMBIÓTICOS

Son una mezcla que comprende microorganismos vivos y sustratos utilizados selectivamente por los microorganismos de la microbiota que confiere un beneficio para la salud del que los consume. Cuando la microbiota mucoprotectora y la inmunomoduladora están disminuidas, el tratamiento preferible son los simbióticos.

El efecto *bifidobacterium,* el mejor marcador de salud de la microbiota intestinal, se comprueba que es mayor cuando se utilizan simbióticos que cuando se usan probióticos o prebióticos separadamente.

PONER FRENO AL ENVEJECIMIENTO

La pérdida de la juventud no puede ni debe considerarse una enfermedad en sí misma. Sin embargo, cuando algunas funciones del organismo se modifican hasta el extremo de ocasionar síntomas de incapacidad o dolor, entonces sí puede hablarse del envejecimiento como un síndrome patológico, en tanto en cuanto que resta calidad de vida.

9

MANIFESTACIONES CLÍNICAS DEL ENVEJECIMIENTO

Desde un punto de vista clínico, para sentirse joven a cualquier edad basta con enlentecer el envejecimiento, asegurándose de que la media docena de pilares que sostienen el envejecimiento saludable, como son la alimentación, el ejercicio físico, la gestión de las emociones, el sueño, la detoxificación y la microbiota, funcionen armónicamente como los instrumentos de una orquesta.

Algunos elementos mecánicos y las funciones más complejas del cuerpo son los que tienen más probabilidades de ocasionar síntomas y, por tanto, requieren una mención particular.

ENVEJECIMIENTO DEL COLÁGENO

Con el paso del tiempo disminuye la calidad y la cantidad de colágeno debido al desequilibrio entre producción y consumo. En consecuencia, el colágeno envejecido de la piel, los huesos, los cartílagos, los tendones, los dientes y la córnea se transforma en una estructura deshidratada, flácida, mucho más fina y sin el brillo que presenta el colágeno joven, que puede llegar a perder su función original, ocasionando síntomas.

Las arrugas son la expresión más evidente desde el punto de vista externo, pero el mismo fenómeno también ocurre en todos los demás órganos ricos en colágeno. Cuando una dieta equilibrada no es suficiente, o el consumo supone una demanda excesiva para mantener el equilibrio, entonces el colágeno empieza a perderse. Se estima que a partir de los cuarenta años, por término medio, el hombre comienza a perder a razón de un 1 % al año, y la mujer, que lo hace más rápidamente, destruye su colágeno con una tasa anual del 1,5 %. Es decir, que sobre los sesenta y cinco años un hombre ha perdido ya una cuarta parte su colágeno total, mientras que a una mujer promedio solo le quedará la mitad de su colágeno a los setenta y cinco años.

Se ha intentado suplementar la dieta con colágeno, especialmente el hidrolizado, que se absorbe con mayor facilidad. Sin embargo, no está claro que una vez destruido por las enzimas digestivas vaya a transformarse de nuevo en el mismo colágeno en los órganos que lo necesitan. En definitiva, hay cientos de preparados de colágeno en el mercado que, tal vez, lo único que consiguen es aportar los aminoácidos necesarios para la síntesis de colágeno. Conviene recordar, no obstante, que los aminoácidos constituyentes del colágeno son muy fáciles de obtener de muchos alimentos vegetales y animales.

Existen pocos estudios sólidos que avalen los beneficios de los suplementos de colágeno hidrolizado, pero es evidente que la dieta de manera aislada no es suficiente para mejorar la producción de colágeno en las edades avanzadas de la vida. Así que queda todavía mucho por hacer al respecto. Lo que sí está demostrado es que la vitamina C es fundamental en su producción por el efecto necesario para la formación correcta de la triple hélice a partir del metabolismo del aminoácido hidroxiprolina. Otras vitaminas que parecen también importantes son la niacina (B3) y la biotina (B7) —que tiene un efecto añadido en la producción de la queratina de la uñas y el cabello—.

En cuanto a los minerales, es precisa una cantidad suficiente de potasio, cobre, silicio, selenio, magnesio y zinc. En la actualidad también es posible contribuir a estimular la producción de colágeno por la propia piel, restaurando la tensión cutánea y permitiendo reconfigurar el óvalo facial. Para lograr este objetivo es posible inyectar sustancias como la policaprolactona, el ácido poliláctico o la hidroxiapatita, para producir una activación de los fibroblastos que, a su vez, generarían colágeno nuevo. Este procedimiento consigue un efecto *lifting* que mejora llamativamente la calidad de la piel en términos de tensión y densidad.

La policaprolactona se excreta totalmente y posee un perfil excelente de biocompatibilidad. El número y volumen de las inyecciones depende del protocolo de cada producto y de la situación del paciente. En general, se ha observado que el efecto puede durar de doce a veinticuatro meses, tras los cuales la piel restablece el estado previo al procedimiento, sin que empeoren las condiciones basales, a menos que se repita el tratamiento.

El ácido hialurónico, inyectado en las articulaciones, hidrata, aporta flexibilidad y nutre el líquido sinovial, acelerando el proceso regenerativo local debido al aumento de la síntesis de colágeno, además de aportar un factor de protección añadido.

En ocasiones el colágeno con el paso de los años en vez de hacerse laxo se hace más denso y fibroso. Esto puede ocurrir en algunas familias predispuestas, especialmente si se abusa del alcohol, se presentan enfermedades asociadas como la diabetes, se han tomado determinados medicamentos —antiepiléticos— o el colágeno ha sido sometido a traumatismos repetitivos. El resultado es la retracción fibrosa, no dolorosa, pero que ocasiona un grave deterioro funcional en la fascia —tejido conectivo que da soporte a los tendones— de las palmas de las manos, de las plantas de los pies o de los cuerpos cavernosos del pene. Recientemente se han comercializado las inyecciones de colagenasa, la enzima que degrada el colágeno, con resultados funcionales aceptables en los casos iniciales menos graves.

Un paciente de sesenta y ochos años estaba notando unos bultos en la palma de la mano derecha que le impedían una flexión normal del dedo anular. Refería también una progresiva desviación lateral del pene cuando tenía una erección, situación que empezaba a dificultar sus relaciones sexuales. Quería saber si el proceso era fruto del envejecimiento.

Tan solo con el tacto detecté la típica nodulación y angulación en la fascia que cubre los tendones de ambas palmas de las manos y en el cuerpo cavernoso izquierdo. Una ecografía de las lesiones mostró la indemnidad de los tendones con la presencia de nodulación sobre la fascia que los recubre, confirmando la sospecha clínica de dos enfermedades —la de Dupuytren y la de La Peyronie— que, por cierto, no siempre van juntas.

La administración de colagenasa intralesional no consiguió la total eliminación del problema, pero sí una aceptable recuperación de la elasticidad de la fascia palmar y el cuerpo cavernoso.

ENVEJECIMIENTO DE LOS PROCESOS COGNITIVOS

La capacidad de recordar, aprender, razonar y orientarse con claridad en tiempo y lugar es lo que se conoce como cognición. Es característico que, con el paso de los años, algunas de estas habilidades puedan debilitarse.

El límite entre el envejecimiento neurocognitivo normal y la demencia no es exacto. Sin embargo, aunque el deterioro cognitivo leve sea un indicio de demencia, muchas personas con este deterioro no acaban desarrollando demencia. Además, a pesar de que la edad avanzada es un factor de riesgo muy importante para desarrollar la enfermedad de Alzheimer, ninguno de los distintos tipos de demencia, desde un punto de vista conceptual, se considera como parte del proceso de envejecimiento normal.

Las primeras señales del deterioro cognitivo leve son la pérdida de la memoria a corto plazo, que conlleva, por ejemplo, preguntar repetidamente las mismas cuestiones, perder objetos cotidianos a menudo, olvidar citas o tareas importantes, desorientarse en lugares conocidos o tener problemas para encontrar las palabras.

La incapacidad cognitiva para cuidar de sí mismo sin ayuda es la línea roja que da comienzo a la demencia propiamente dicha. Para establecer la diferencia entre lo normal y lo patológico, los médicos, además del «ojo clínico», contamos con tres herramientas bien protocolizadas: los cuestionarios de estado mental, las pruebas genéticas y las imágenes radiológicas.

FALSAS DEMENCIAS

Muchas condiciones, como ciertas infecciones —enfermedad de Lyme—, déficits hormonales —hipotiroidismo— y vitamínicos (B12), tóxicos —alcohol—, enfermedades mentales —depresión— y patología del sueño —apneas—, pueden ocasionar un deterioro cognitivo no relacionado ni con el envejecimiento ni con la demencia.

Una paciente de cuarenta y ocho años sana en apariencia y que no tomaba ningún medicamento consultó porque pensaba que estaba envejeciendo de forma acelerada, coincidiendo con la pérdida de la menstruación. Además de su aspecto externo, que le inquietaba menos, estaba preocupada porque empezaba a tener problemas con la memoria. Le resultaba especialmente difícil recordar caras de personas conocidas, que le parecían totalmente extrañas, así como sucesos habituales de la vida cotidiana que no recordaba como ya vividos, tales como haber ido a la compra o haber hablado con uno de sus hijos por teléfono.

Una analítica general no mostró anormalidades relevantes. Las hormonas del tiroides (T4 libre, TSH) estaban en rango fisiológico. El perfil de menopausia, sin embargo, mostró una notable elevación de las hormonas hipofisarias (LH, FSH) con casi una práctica ausencia de las hormonas efectoras —estradiol y progesterona—. Los precursores esteroideos —pregnenolona y DHEAS— estaban en valores muy por debajo del límite de la normalidad. Se realizó una tomografía de cerebro sin hallazgos dignos de mención. Las escalas de depresión y ansiedad, realizadas por una psicóloga, descartaban la presencia de un estado depresivo o ansioso. La puntuación del test cognitivo —Mini-Mental— fue de 27/30.

Ante la sospecha de que la menopausia pudiera estar contribuyendo a sus problemas de memoria, se realizó un tratamiento inicial con dosis bajas de DHEA —veinticinco miligramos— y pregnenolona —cincuenta miligramos—, antes de suministrar la terapia sustitutiva.

La respuesta al tratamiento de los defectos de la memoria de reconocimiento fue espectacular después de tres meses, coincidiendo con la normalización de las cifras de DHEAS y pregnenolona.

La disminución de los neuroesteroides —DHEA y pregnenolona—, que sucede durante la menopausia, se asocia a una pérdida selectiva de la memoria de reconocimiento que muchas veces se confunde con un deterioro cognitivo en la menopausia. En ocasiones, la suplementación es suficiente para recuperar la memoria en pacientes —mujeres y hombres— con problemas incipientes de memoria relacionados con la caída hormonal que ocurre con el envejecimiento.

Aunque se sabe que los cocientes elevados entre estradiol/testosterona y cortisol/DHEA en los hombres se relacionan con un mayor riesgo de alzhéimer, los estudios sobre los efectos en el deterioro cognitivo de la sustitución hormonal con testosterona, particularmente en dosis suprafisiológicas, siguen siendo contradictorios.

Especial interés tiene un buen número de medicamentos para tratar innumerables condiciones que pueden ocasionar o empeorar el deterioro cognitivo, como las benzodiacepinas —ansiedad, convulsiones o insomnio—, anticolinérgicos —asma, dolor abdominal, sueño—, antihistamínicos —alergias—, opioides —dolor— o los inhibidores de la bomba de protones —protección gástrica, reflujo gastroesofágico, ulcera—.

PREVENCIÓN DE LA DEMENCIA

Está bien documentado que, hasta en un tercio de los casos, la alimentación, la neuroinflamación, el deterioro vascular, metabólico e inmunitario, y la toxicidad ambiental, ocasionados por un estilo de vida poco saludable, son los factores prevenibles más importantes para el desarrollo o la prevención de la demencia. Estos elementos entremezclados con una genética de riesgo son los que a la postre acaban condicionando la aparición de la enfermedad.

En este sentido, el decálogo de la prevención del deterioro cognitivo y la demencia incluye:

— Intentar mantenerse intelectualmente activo.
— Realizar una adecuada gestión de las emociones.
— Preservar los vínculos afectivos con familiares y amigos.
— Evitar los tóxicos manifiestos (alcohol, tabaco) y ocultos (contaminación ambiental).
— Mantener el peso adecuado.
— Seguir una dieta saludable.
— Practicar ejercicio físico constante y moderado.
— Prevenir y, eventualmente, tratar las enfermedades asociadas (diabetes, hipertensión, depresión).
— Prevenir, diagnosticar y corregir la pérdida de la audición.
— Prevenir caídas accidentales que pudieran ocasionar traumatismos craneoencefálicos.

Se ha demostrado que la dieta saludable más interesante para prevenir y tratar el alzhéimer es la dieta mediterránea por el aporte de omega 3 y antioxidantes. Sin embargo, la identificación de que los niveles elevados de colecistoquinina (CCK) en sangre hacen menos probable la presencia de deterioro cognitivo en ciertos grupos de pacientes está planteando la posibilidad de revisar los beneficios de las dietas cetogénicas (Atkins), que aportan fuentes alternativas de energía diferentes a la glucosa, como las proteínas y las grasas, y que aumentan notablemente la producción de CCK. Los alimentos ricos en grasas y proteínas son el estímulo para la liberación intestinal de CCK, una hormona digestiva que también actúa como neurotransmisor en el hipocampo regulando varias respuestas entre las que se encuentran la saciedad y la memoria. De confirmarse estos hallazgos, la CCK podría ser el «eslabón perdido» del eje intestino-cerebro en cuanto a cognición se refiere.

Mucho se ha escrito sobre la estimulación intelectual como prevención del deterioro cognitivo. Ciertos estudios confirman que el uso sistemático de ordenadores, los juegos de cartas y de habilidades motoras —muchos de ellos ya disponibles *online*—, la lectura de libros, el aprendizaje de lenguas extranjeras y otras actividades intelectuales podrían ayudar a preservar la cognición y a prevenir su deterioro.

Está demostrado que las actividades sociales pueden hacer que la vida sea más gratificante y más longeva, al menos en parte, debido a que quizás ayudan a preservar la cognición y a desacelerar su deterioro.

La realización de ejercicio físico de forma preventiva se asocia a una suerte de envejecimiento cognitivo saludable. No solo está demostrado su efecto sobre la promoción de la salud, sino como factor protector en caso de deterioro cognitivo ya establecido.

La actividad física regular se acompaña de un incremento del volumen cerebral precisamente en las regiones cerebrales donde los procesos cognitivos se deterioran con el envejecimiento. Hay una asociación bastante clara entre el incremento de la capacidad aeróbica del organismo y el aumento del flujo sanguíneo cerebral, con la consiguiente mejor utilización del oxígeno y la glucosa cerebrales mediados por la concentración de insulina, que eventualmente incrementa la neurogénesis, las conexiones sinápticas del cerebro, el equilibrio entre neurotransmisores y la liberación de calcio.

También se ha demostrado que el ejercicio mejora la reserva cognitiva, reduce la tasa de envejecimiento cerebral y no solo disminuye el riesgo de desarrollo de varios tipos de demencia, sino que incluso hace reversibles algunos daños ya manifiestos sobre ciertas funciones ejecutivas y la velocidad de reacción.

Dentro de la actividad física, se incluye el baile. Los beneficios no son solo sobre la cognición, también sobre la salud emocional y la capacidad física general. El baile incluye ejercitar la memoria, el equilibrio psicoemocional, la velocidad de reacción y la coordinación motora, así como el sistema del equilibrio en general. Además, posee efectos positivos adicionales sobre la masa ósea y la sarcopenia.

Está demostrado que las personas con un buen nivel de higiene bucodental presentan una incidencia más pequeña del deterioro cognitivo, relacionado, quizás, con una menor incidencia de paso de la microbiota bucodental al compartimento cerebral, con el consiguiente menor riesgo de procesos inflamatorios que acaban ocasionando una pérdida de conexiones y neuronas vitales para el normal desarrollo de los procesos cognitivos. Esta es la razón por la que, al contrario, se comprueba que una higiene bucodental sistemática mantenida de forma regular después de las tres comidas, y con el auxilio de hilo dental, puede ser una herramienta importante en la prevención del deterioro cognitivo.

Se conoce experimentalmente que la luz infrarroja de determinadas longitudes de onda puede ayudar a aliviar el daño de las células nerviosas, la carga de amiloide y la reducción del flujo sanguíneo en el cerebro. A partir de este hallazgo se está desarrollando la terapia llamada de fotobiomodulación transcraneal (PBM-T). Se trata de exponer el cerebro, mediante un casco diseñado al efecto, a la luz infrarroja. Una sesión de seis minutos dos veces al día de PBM-T con una longitud de onda de mil sesenta y ocho nanómetros durante cuatro semanas —administrada a sujetos de mediana edad en apariencia sanos— fue suficiente para mostrar en las pruebas de memoria, verbales y de habilidades motoras una mejoría significativa en el rendimiento de la función motora, la memoria y la velocidad de procesamiento cerebral. Curiosamente, se observan diferencias por géneros; las mujeres resultan más centradas en las tareas y más efectivas en el trabajo, sugiriendo más eficiencia dopaminérgica, mientras que en los varones a veces aumenta el nerviosismo y la agresividad.

Es muy probable que la PBM-T pronto se incluya en los protocolos de prevención del deterioro cognitivo e incluso como parte del tratamiento multidisciplinario de la demencia.

Nutracéuticos y fármacos
para el deterioro cognitivo

Algunos suplementos naturales podrían prevenir o mejorar el deterioro cognitivo leve. Se cree que los carotenoides —pigmentos naturales que se encuentran en los frutos amarillos, rojos y verdes— desempeñan un papel en la prevención del deterioro cognitivo o la demencia. Se ha detectado una asociación protectora de la cognición general con las dietas ricas en carotenoides o suplementadas con luteína y zeaxantina. En el caso del licopeno, se asocia incluso con el enlentecimiento del deterioro cognitivo.

El romero pertenece a la familia de la menta —como el orégano—, y es tan útil en la farmacia como en la cocina. El romero se usa para ayudar a extender la caducidad de los alimentos perecederos. Entre otras acciones farmacológicas se encuentra su más que probable capacidad para oponerse al deterioro cognitivo, mejorar la tolerancia a la glucosa en los diabéticos y ayudar en la lucha contra ciertos tipos de cáncer y procesos inflamatorios sistémicos. En efecto, algunos estudios sugieren una capacidad potencial del romero para estimular y proteger el cerebro, gracias a los diterpenos polifenólicos, como el ácido carnósico.

El romero ofrece beneficios cognitivos a partir de pequeñas cantidades, como las que se utilizan al cocinar, experimentando mejoras en la velocidad de la memoria, que aumentan la función cognitiva durante el proceso del envejecimiento. Beber agua de romero o simplemente inhalar el aroma del aceite de romero podría mejorar el rendimiento en ciertas tareas cognitivas.

Como el aroma del romero proviene de una sustancia que también se encuentra en las hojas de laurel o eucalipto, se ha sugerido que tal vez estas plantas medicinales tengan las mismas propiedades neuroprotectoras.

Los ácidos grasos omega 3 han demostrado beneficios para la salud cardiovascular y ocular. Además, reducen el riesgo de desarrollar deterioro cognitivo y demencia, particularmente la de origen vascular, pero también el alzhéimer.

Los omega 3 favorecen el desarrollo y el mantenimiento de las funciones cognitivas en todas las edades. Si la dieta no es suficiente, pueden aportarse como suplementos nutricionales para colaborar en el freno del deterioro cognitivo y la pérdida de memoria. Hay evidencia científica de sus beneficios —especialmente el ácido docosahexaenoico— en la prevención de las enfermedades neurodegenerativas, como la enfermedad de Alzheimer. Además, también se ha demostrado su potencial para mejorar el rendimiento intelectual y reducir la prevalencia de enfermedades psiquiátricas en adultos, por lo demás sanos.

Destacan tres tipos de omega 3: el ácido alfalinolénico (ALA), el eicosapentaenoico (EPA) y el docosahexaenoico (DHA). El ALA no es sintetizado por el organismo, de tal suerte que solo se adquiere de los alimentos —nueces, semillas de linaza y de chía y aceites vegetales como el de soja—. Una vez absorbido el ALA, puede ser transformado en los otros dos omega 3, el EPA y el DHA. Sin embargo, la producción a partir de esta vía no es suficiente, así que también deben obtenerse de fuentes externas como el pescado azul, el kril y ciertos tipos de algas —única fuente apta para los vegetarianos—.

Los peces de aguas profundas y frías tienen un mayor contenido de EPA y DHA que los de piscifactoría debido a la diferente dieta de estos últimos.

Se recomienda el consumo de pescado azul al menos una vez por semana. Cuando no se pueden seguir estas pautas, es necesario aportar suplementos alimenticios.

Hay abundante —y muchas veces contradictoria— literatura acerca de los riesgos y beneficios de la cafeína, presente en el café, el té y otras bebidas, para la salud en general y, en particular, para la cardiovascular, la neurocognitiva, la psicoemocional, la digestiva y el sueño. Una cosa parece clara: el consumo excesivo es perjudicial, pero su consumo moderado tal vez resulte incluso saludable.

Todo el que se haya tomado una taza de café sabe los efectos beneficiosos del café y el té sobre el estado de alerta y los efectos negativos sobre la ansiedad y la agresividad. Sin embargo, lo realmente importante es conocer los efectos crónicos, que son en gran parte desconocidos. Cuando se separan dos grupos —bebedores habituales de café y no bebedores de café— y se estudian por resonancia magnética nuclear funcional (fMRI) en estado de reposo, se observa una mejoría del control motor, un aumento de los niveles de atención y alerta, mayor reacción al estímulo y también beneficios en el aprendizaje y la memoria, tal vez debido todo a un grado reducido de actividad en dos áreas muy concretas del cerebro derecho, la precuneus y la insular, y a una mayor eficiencia del cerebelo.

El aceite de coco, el nutriente con mayor contenido en ácidos grasos de cadena media, parece ser una fuente de energía alternativa a la glucosa con resultados prometedores en la función cognitiva, cuya suplementación podría ser útil para prevenir y tratar ciertos casos de deterioro cognitivo.

El extracto estandarizado de *ginkgo biloba* es un compuesto de origen natural aprobado en España para el tratamiento del deterioro cognitivo asociado a la edad. Numerosos estudios demuestran mejoría clínica, especialmente en la apatía y la ansiedad, sin efectos indeseables de importancia tras el uso del producto. El *gingko* actúa sobre varias vías implicadas en el deterioro cognitivo del anciano, como el amiloide, el estrés oxidativo y la microcirculación.

Ciertos estudios promueven el uso de los antiinflamatorios no esteroideos (AINE), como la aspirina, el naproxeno o el celecoxib, que inhiben la enzima ciclooxigenasa para la prevención de la enfermedad de Alzheimer, pero el romero podría hacerlo de manera natural sin los efectos indeseables —gástricos, hepáticos y renales— que presentan los potentes AINE sintéticos.

ENVEJECIMIENTO DEL APARATO OSTEOMUSCULAR

La degeneración del cartílago, la disminución del contenido mineral óseo y la pérdida de masa muscular son los tres elementos, en cierto modo prevenibles, que afectan a la funcionalidad del aparato osteomuscular y que ocasionan dolor, rigidez, caídas y problemas de movilidad a cualquier edad, pero que son especialmente manifiestos conforme avanza la edad. El objetivo preventivo va orientado a acabar con el círculo vicioso donde el envejecimiento acelera los problemas osteomusculares degenerativos y estos, a su vez, hacen envejecer aún más rápido a quien los padece.

ARTROSIS

Es la patología degenerativa osteoarticular más frecuente y está íntimamente ligada al proceso del envejecimiento.

El sobrepeso es uno de los factores más importantes para la artrosis. La correlación que existe entre el grado de sobrepeso y el peligro de padecer artrosis incrementa un tercio del riesgo por cada dos puntos que aumenta el índice de masa corporal —peso en kilos dividido por el cuadrado de la estatura en metros (IMC)— . El riesgo es mayor para la artrosis de rodilla y en menor medida para la cadera. Además, una disminución del 5 % del IMC es suficiente —y necesario— para que mejoren los dolores artrósicos.

Al contrario, los individuos que realizan rutinas para fortalecer sus músculos cuádriceps e isquiotibiales disminuyen claramente las probabilidades de desarrollar artrosis de rodilla.

Un varón de cuarenta y cuatro años con sobrepeso (IMC: $36\,kg/m^2$) padecía un síndrome endocrino-metabólico general —diabetes, hipertensión, hipercolesterolemia, disfunción testicular— cuyos principales síntomas debido a la artrosis eran el dolor articular y la pérdida de movilidad. Además del tratamiento general —metformina, canagliflozina, irbesartán, rosuvastatina, testosterona y tadalafilo— estaba consumiendo dosis diarias elevadas de paracetamol —cuatro gramos— y de tramadol —ciento cincuenta miligramos—.

Le habían recomendado los modernos tratamientos de la artrosis con moléculas regenerativas autólogas (PRP) y sintéticas —péptidos—. Buscaba una suerte de pócima milagrosa que le evitara pasar el trago de la cirugía ortopédica, porque había sido informado de que era muy joven todavía para una sustitución protésica bilateral.

Después de hacer una valoración integral de su caso, comprendió que su aspecto envejecido —no solo en las articulaciones, sino en todo el organismo—no se iba a solucionar con una inyección.

Planificamos un protocolo de nutrición, ejercicio cardiovascular constante y moderado —en la piscina— y de fortalecimiento —en el gimnasio—, ayudado por una buena gestión de sus emociones, que recurrentemente le llevaban a comer.

Un estudio poligráfico del sueño reveló un síndrome de apnea obstructiva que estaba empeorando la situación, así que estuvo durmiendo con un ventilador nocturno, tipo C-PAP. La mala tolerancia a la glucosa la controlamos inicialmente con semaglutida en dosis crecientes, con excelente tolerancia.

De manera paulatina empezó a reducir su peso y, conforme lo hacía, fuimos retirando parte de la medicación y especialmente la analgesia. Los dolores comenzaron a atenuarse y un año después habíamos conseguido una reducción del 40 % de su IMC.

Su salud se normalizó, sin necesidad de tomar ninguna medicación, su síndrome metabólico, los ronquidos y su disfunción eréctil desaparecieron. Recuperó la autoestima, normalizando su vida social y laboral.

La artrosis fue lo único que no desapareció, pero ya había dejado de tener síntomas y solo necesitaba analgésicos cuando forzaba la articulación.

Alinear la dirección de un coche es una solución más racional y eficiente que simplemente sustituir el neumático desgastado cuando las ruedas están desequilibradas.

Ciertas familias, especialmente en la línea femenina, tienen una mayor tendencia a la artrosis de articulaciones periféricas, mientras que son los varones los que heredan más la patología de la columna. Además, la heredabilidad de la artrosis es máxima en la columna (70 %) y menor en la rodilla (40 %). En la mano y en la cadera se obtienen riesgos intermedios. Hay varios polimorfismos genómicos que se han propuesto, como el GDF-5 y COL11A, pero los estudios no son concluyentes.

Las lesiones osteoarticulares previas pueden generar artrosis secundarias si no se corrige el equilibrio de las fuerzas que impacta y desvía los ejes de la articulación.

Los ejercicios repetitivos que sobrecargan algunas articulaciones son también otra causa bien documentada en jugadores de fútbol y baloncesto y en muchas enfermedades profesionales.

El objetivo principal de la prevención y el tratamiento de la artrosis es la normalización del peso corporal. Si hay sobrepeso, la reducción del mismo disminuye de forma duradera los dolores articulares de la artrosis.

La suplementación con sustancias protectoras tiene una gran importancia para los cartílagos. La glucosamina interviene en la síntesis de proteoglicanos y ácido hialurónico, que son los componentes del cartílago que le confieren sus propiedades elásticas. Hay varios estudios que confirman la eficacia del sulfato de glucosamina —mil quinientos miligramos al día— para mejorar la función y el dolor articulares. Otro proteoglicano que comparte las mismas propiedades beneficiosas de la glucosamina es el sulfato de condroitina —ochocientos miligramos al día—.

Los pacientes con artrosis suelen tener baja la vitamina E, así que suplementar con cien miligramos al día otorga una doble protección antioxidante y antiinflamatoria al cartílago. La vitamina C también es esencial para la formación del colágeno y el cartílago articular. Así mismo, se ha observado un déficit de vitamina C en la artrosis, por lo que debe suplementarse con al menos doscientos miligramos al día. La vitamina D estimula la síntesis de proteoglicanos, razón por la que es fundamental en la prevención de la artrosis. Ciertos oligoelementos como el zinc y el selenio también se han involucrado en la producción de artrosis.

El tratamiento local de cada articulación —en particular para evitar el dolor—, la inflamación y, eventualmente, la regeneración del cartílago se realiza con distintas sustancias administradas de forma sucesiva a partir de productos sintéticos como anestésicos, glucocorticoides o ácido hialurónico, o bien moléculas producidas a partir del propio paciente —autólogas—, como plasma rico en plaquetas (PRP), suero autólogo rico en citoquinas (SARC) o células madre obtenidas de la grasa subcutánea.

Estos modernos tratamientos regenerativos autólogos, aparte de carecer de efectos indeseables —excepto los derivados de la técnica de introducción—, están logrando retrasar —o evitar— la cirugía de sustitución con prótesis articulares.

Hay un grupo de sustancias en investigación, llamados genéricamente péptidos, muchos de ellos con propiedades similares a la hormona de crecimiento (GH), a su segundo mensajero (IGF-1) o la hormona tímica —timulina—, todos con extraordinarias, casi milagrosas, propiedades en la reparación de las lesiones osteomusculares, dotadas además de beneficios añadidos para el enlentecimiento del envejecimiento osteomuscular en su conjunto.

Son productos de investigación, disponibles en Estados Unidos y el Reino Unido, pero no autorizados para uso humano en la Unión Europea por falta de estudios consistentes que avalen sus propiedades farmacológicas y, en especial, los efectos indeseables a largo plazo.

Osteoporosis

La pérdida de masa ósea, un problema muy relacionado con el envejecimiento, puede ocasionar llamativos cambios en la figura, como pérdida de la estatura —hasta centímetro y medio por década— o encorvamiento dorsal. Sin embargo, los problemas más graves van desde un dolor intenso y duradero debido a un colapso vertebral hasta una fractura de cadera que, según la edad y las circunstancias acompañantes, puede acabar incluso con la muerte prematura de quien la sufre.

Una paciente de sesenta y dos años gozaba de una salud envidiable, salvo por una osteoporosis posmenopáusica. A consecuencia de una caída en el cuarto de baño se produjo una fractura pertrocantérea de la cabeza del fémur. Fue llevada a urgencias del hospital, donde se le colocaron los preceptivos dispositivos de tracción e inmovilización mientras se programaba la intervención quirúrgica oportuna. A pesar de la administración de heparina profiláctica, la paciente sufrió una trombosis venosa en el miembro fracturado que se complicó días más tarde con un tromboembolismo pulmonar. La grave dificultad respiratoria que presentó a continuación hizo necesario su traslado a la unidad de cuidados intensivos, donde desarrolló una neumonía nosocomial.

Tras varias semanas bajo ventilación mecánica y en coma inducido, finalmente le sobrevino la muerte, a pesar de los esfuerzos del equipo de intensivistas.

Es muy triste que una enfermedad, que en gran medida se puede prevenir, acabe con una vida floreciente de manera prematura.

Se ha visto que el riesgo de padecer osteoporosis en el futuro depende del pico de masa ósea que se haya obtenido a los treinta años. Así que es necesario empezar a trabajar pronto para minimizar el riesgo.

Los medicamentos para tratar la osteoporosis son efectivos, pero tienen muchos efectos indeseables. De tal modo que para mantener la masa ósea aceptable a cualquier edad resulta más interesante enfatizar sobre las formas de prevenirla. Sin embargo, cuando se llega tarde, es necesario tratar la osteoporosis.

El bajo peso —IMC: por debajo de 20 kg/m^2— aumenta el riesgo —por dos— de osteoporosis. La vida sedentaria, el consumo de tabaco, cafeína y alcohol, así como los alimentos ricos en fosfatos —muchos de ellos ocultos bajo la etiqueta de aditivos del E338 al E452— también se han asociado con osteoporosis. Las bebidas de cola suponen un doble factor de riesgo para producir osteoporosis, en cuanto que llevan abundante cantidad de fosfatos y cafeína. Las dietas poco equilibradas —hiperproteicas o hipoproteicas— y con carencias de calcio, magnesio, zinc y vitaminas D, C, K y E pueden agravar la osteoporosis. Las enfermedades digestivas —especialmente la enfermedad inflamatoria intestinal— y la patología renal crónica se incluyen dentro de las causas secundarias más frecuentes de osteoporosis.

Mención especial merece el equilibrio hormonal que se pierde durante la menopausia —y la andropausia—, ya que las hormonas sexuales —estrógenos y testosterona— son fundamentales para mantener la densidad mineral del hueso.

Puesto que por definición la osteoporosis posmenopáusica se debe en esencia a la pérdida de masa ósea por la deficiencia de estrógenos, la terapia hormonal sustitutoria (THS) sería el tratamiento más adecuado en mujeres perimenopáusicas y posmenopáusicas.

En efecto, aunque la THS con estrógenos —y progesterona— ha demostrado una clara mejoría de la osteoporosis, el uso de estrógenos diferentes al estradiol con la única finalidad de mejorar la osteoporosis tiene pocos adeptos, puesto que han mostrado una mayor incidencia de efectos indeseables en la esfera cardiovascular, venosa y oncológica. No obstante, estudios recientes han puesto de manifiesto que con la administración transdérmica —y no oral— de estradiol bioidéntico, conjuntamente con progesterona —a menos que la mujer esté histerectomizada—, se consigue el mayor cociente beneficio/riesgo en menores de sesenta años.

El raloxifeno es un modulador de estrógenos que también puede ayudar a mantener la masa ósea, pero tiene desventajas con respecto al estradiol, puesto que sí parece aumentar el riesgo de cáncer de mama o de útero e incluso produce trombosis venosas y, paradójicamente, los molestos sofocos que aparecen en la menopausia. Por estos motivos su uso ha disminuido de manera drástica.

Los bifosfonatos orales, como el ibandronato, que se administran una vez al mes, evitan la destrucción de hueso, aunque no están exentos de efectos indeseables graves en el esófago debido a su poder cáustico. Por su parte, el ácido zoledrónico se administra una vez al año en infusión intravenosa. Los efectos secundarios más comunes son el dolor de huesos y el fracaso renal.

Los análogos de la hormona paratiroidea —teriparatida— son útiles para la osteoporosis posmenopáusica grave. A diferencia de los bifosfonatos, en vez de evitar la destrucción aumenta la formación de hueso nuevo. Se realiza una inyección diaria durante dos años.

Romosozumab es un nuevo fármaco biológico —anticuerpo monoclonal— para tratar la osteoporosis en mujeres posmenopáusicas. Es un bloqueante de la esclerostina, que actúa principalmente aumentando la formación de hueso nuevo, como los análogos de la hormona paratiroidea. Se inyecta una vez al mes con un límite de un año.

Denosumab también es un medicamento biológico, pero inhibe otra molécula, el RANKL. Es, por tanto, un agente antirresortivo autorizado para el tratamiento de la osteoporosis en mujeres posmenopáusicas y en varones con riesgo elevado de fracturas —en tratamiento con glucocorticoides o con supresores hormonales por cáncer de próstata—. Se administra cómodamente en una inyección subcutánea cada seis meses.

Al igual que los otros fármacos con el mismo efecto sobre la destrucción del hueso —bifosfonatos— no deben administrarse en caso de que existan problemas dentales o maxilofaciales, debido al riesgo de necrosis mandibular. Además, se han descrito casos de fracturas vertebrales —algunas múltiples— tras la suspensión del tratamiento, así que deben seguirse protocolos individualizados en cada caso.

SARCOPENIA

La sarcopenia es una situación progresiva y generalizada del músculo esquelético —se caracteriza por una disminución de la masa y la fuerza musculares— que conlleva un grave deterioro del rendimiento físico. Sin embargo, hay más factores asociados que pueden ir modificándose con la edad, en especial la falta de actividad física, de forma voluntaria, por seguir un estilo de vida sedentario, o, de una manera forzada, debido a una situación patológica añadida.

El sistema muscular esquelético, ya a partir de la tercera década de la vida, empieza a sufrir una lenta pero progresiva pérdida de masa y función. A los cincuenta años la tasa de pérdida anual de masa muscular es del 1-2 %, velocidad que se duplica a partir de los sesenta años. En las mujeres, la sarcopenia presenta un empeoramiento más acusado coincidiendo con la menopausia.

La sarcopenia se muestra con disminución objetiva de la masa muscular y sensación subjetiva de debilidad y enlentecimiento de las actividades de la vida cotidiana, como ponerse de pie. El mayor problema radica en la llamada fragilidad con riesgo de caídas, cuando la situación sobrepasa ciertos límites.

No se trata solo de un problema de aspecto físico o pérdida de la calidad de vida. Hay una clara asociación entre sarcopenia y longevidad.

La influencia genética es uno de los factores que contribuyen en la variabilidad que existe entre individuos con sarcopenia. Hay tres grupos de genes relacionados con la miostatina —factor de crecimiento/diferenciación 8—, con la enzima convertidora de angiotensina (ECA) y con la vitamina D.

El proceso de envejecimiento se acompaña de una disminución en los niveles de diversas hormonas, algunas de las cuales están relacionadas con el metabolismo muscular: la insulina, la HC, el IGF-1, el cortisol, la vitamina D y las hormonas sexuales esteroideas.

La disminución de los niveles de vitamina D que se produce con el envejecimiento también se relaciona con la sarcopenia. La presencia de receptores de vitamina D en el músculo parece relacionarse con un correcto desarrollo y crecimiento muscular.

Una de las consecuencias del aumento del estrés oxidativo que se produce en el envejecimiento es la acumulación de mutaciones en el ADN mitocondrial muscular, que se traduce en una reducción de la síntesis proteica y de ATP, que finalmente ocasiona la muerte de la fibra muscular por apoptosis, en especial de las fibras tipo 2. No obstante, parece que pesa más la baja actividad física que el aumento del estrés oxidativo en la muerte celular.

Es conocida la relación entre el nivel de actividad física y la pérdida de masa, la composición relativa del tipo de fibras y la propia fuerza muscular a cualquier edad. En casos de baja actividad física, se pierde antes la fuerza que la masa muscular, es por ello que la actividad física participa de forma fundamental en la producción de sarcopenia, lo que tiene importancia terapéutica.

Diferentes factores hacen que el envejecimiento disminuya progresivamente la ingesta de proteínas, lo que puede conllevar desnutrición. Al final de la vida la ingesta energética total puede llegar a disminuir mil kilocalorías al día, y paralelamente también lo hace la ingesta proteica, con el consiguiente balance proteico negativo con pérdida de masa muscular.

El ejercicio físico tiene un efecto protector contra la sarcopenia. No obstante, la protección viene condicionada por el tipo de ejercicio realizado.

Las actividades aeróbicas —caminar, correr, montar en bicicleta o nadar— que incrementan el consumo máximo de O_2 son las que se acompañan de una mejoría de la calidad muscular. El ejercicio cardiovascular no contribuye a la hipertrofia muscular, pero sí estimula la síntesis proteica muscular. Los ejercicios de resistencia también se relacionan con una mejor función muscular y puede incrementarse incluso en personas muy mayores.

El ejercicio físico de resistencia —con bandas elásticas, pesas o el propio cuerpo— se ha mostrado más efectivo para mejorar la masa y la fuerza musculares, así como la función física.

Un varón de setenta y tres años, sin problemas relevantes de salud, buscaba una segunda opinión porque se encontraba envejecido físicamente, aunque conservaba una cognición envidiable. Refería debilidad muscular progresiva y fatiga respiratoria invalidante.

Había ido al neumólogo, pero como nunca había fumado y la radiografía no mostraba patología broncopulmonar, le remitió al cardiólogo, quien tampoco encontró nada patológico ni en el electrocardiograma de superficie ni en la ecocardiografía transtorácica.

Mantenía su peso en el límite bajo de la normalidad (IMC: 17 kg/m^2) en virtud de una dieta vegetariana muy saludable. Había dedicado su vida a la lectura y, a pesar de que atesoraba una enorme riqueza intelectual y espiritual, no había empleado el mismo tiempo en ejercitar sus músculos. La exploración física, especialmente la cardiorrespiratoria, era irrelevante. La medición de la masa muscular con impedanciometría y la fuerza muscular con un dinamómetro pusieron de manifiesto valores por debajo del percentil 20 para su edad, peso y talla. La bioquímica general era impecable, salvo por las bajas cifras de creatinina sérica, con excreción disminuida en orina de veinticuatro horas. El perfil hormonal completo no mostró anormalidades llamativas.

Con el diagnóstico de sarcopenia y fragilidad le invité a iniciar, con la ayuda de un fisioterapeuta, un protocolo de ejercicios al 80 % de la capacidad física máxima, que realizaba dos días no consecutivos en semana.

Aunque la dieta del paciente era saludable, fue necesario suplementar con un concentrado hipercalórico e hiperproteico tras el ejercicio físico. Con este protocolo, en un mes, ya notó mejoría en la dificultad respiratoria y la debilidad muscular.

Los síntomas respiratorios en este paciente se explican debido a una menor cantidad de masa muscular que estaba comportando una disminución en la capacidad aeróbica máxima. Dado que la sensación de falta de aire —disnea— se presenta al alcanzar el 80 % de la capacidad aeróbica máxima, de este modo la sarcopenia facilita que la fatiga aparezca más precozmente y también disminuye la resistencia física.

El entrenamiento físico mediante ejercicios de resistencia es la medida terapéutica más eficaz para la prevención y tratamiento de la sarcopenia, ya que produce una mejora de la masa, fuerza y resistencia musculares.

Una dieta que incluya superalimentos ricos en proteínas a veces no es suficiente. Así que las recomendaciones generales de 0,8 g/kg/día de proteínas deben aumentarse en situaciones de balance energético negativo por medio de suplementos proteicos tras el ejercicio físico. Y la suplementación de vitamina D y biotina, en caso de existir deficiencias, es fundamental.

La toma de creatina monohidrato tiene el potencial de preservar la masa y la fuerza musculares debido a su efecto en el sistema de los fosfágenos, factores de crecimiento y proteínas musculares. El beneficio de la suplementación con creatina se debe a una mayor producción de adenosín trifosfato (ATP).

El ácido ursólico, un compuesto que se encuentra principalmente en las manzanas, ha sido asociado con posibles mecanismos de prevención de la debilidad y la atrofia muscular. Parece presentar importantes funciones biológicas y beneficios, como la reducción de la grasa corporal, la mejora de la resistencia a la insulina y la prevención de la atrofia muscular.

La tomatidina, que está presente en los tomates verdes, parece inhibir, al igual que el ácido ursólico, la expresión de ATF4, que reduciría específicamente los déficits musculares relacionados con el envejecimiento en lo que concierne a la fuerza, la calidad, la funcionalidad y la masa musculares. También estimularía la señalización de mTORC1 y, en consecuencia, el anabolismo. El gran problema de los tomates verdes es que contienen también alfa-tomatina, una saponina que actuaría negativamente como antinutriente, aumentando la permeabilidad intestinal. Este tóxico limita el uso natural del tomate verde.

El beta-hidroxi-beta-metilbutirato de calcio (HMB) es la forma estable de un metabolito natural del aminoácido, esencial y ramificado, la leucina. Se sabe que la eficacia biológica del HMB, al igual que la de la creatina, se intensifica mediante un trabajo de fuerza-resistencia. Esta característica lo hace útil inmediatamente antes de la realización de un programa de fuerza. La leucina es un aminoácido que aumenta la secreción de insulina con efecto positivo sobre la síntesis de proteínas musculares, a la vez que también activa la mTOR en el músculo esquelético.

El tratamiento sustitutivo con testosterona en varones jóvenes que presentan hipogonadismo se ve seguido de un aumento de la masa magra y una reducción de la masa grasa. Sin embargo, no está demostrado que la administración de testosterona en varones con concentraciones basales normales ocurra lo mismo. De tal modo que la sustitución hormonal debe ser eso, sustitución en caso de que haga falta, pero no estaría indicado aumentar los niveles de alguien que tiene una concentración normal.

Los modernos moduladores selectivos de los receptores androgénicos (SARMS), fácilmente accesibles por los fisicoculturistas, al parecer podrían estar exentos de los efectos secundarios de otros anabolizantes, como retención de agua, alopecia, atrofia testicular con infertilidad por disminución de la espermatogénesis, ansiedad, palpitaciones y cataratas. Su uso a dosis bajas, acompañado de un programa de ejercicio en pacientes con sarcopenia, podría ser útil, pero todavía resulta precipitado recomendarlos debido a que son consideradas sustancias dopantes y carecen de estudios contrastados que corroboren su perfil de seguridad, tal vez debido a la mala prensa que tradicionalmente tiene este tipo de sustancias fuera del ámbito de los gimnasios. La andarina (S4-GTX007), el ligandrol (LGD-4033), el cardarine (GW-501516) o la ostarina (MK-2866) son cuatro ejemplos representativos de este tipo de sustancias químicas.

10

ENVEJECIMIENTO DE LOS ÓRGANOS DE LOS SENTIDOS

LA VISTA

El sentido de la vista es, posiblemente, uno de los mayores tesoros de la vida, cuya pérdida —como diría el poeta Jorge Luis Borges— rodea al invidente de un «insípido universo». Todas las estructuras del ojo se pueden afectar como consecuencia del envejecimiento.

LA CONJUNTIVA

Muchos de los colirios que se dispensan, incluso sin receta, tienen un contenido de fosfatos superior a la concentración fisiológica lagrimal —0,40-1,45 mmol/L—. En consecuencia, el fosfato podría ocasionar la precipitación del calcio en la córnea en pacientes con alteración de la superficie o inflamación ocular. Los pacientes deben estar alerta y usar solo aquellos colirios que no contengan fosfatos o los tengan en rango fisiológicos, para evitar precipitados corneales que podrían poner en riesgo la visión.

La calidad y la cantidad de las lágrimas empeoran con el paso de los años. Ello está básicamente relacionado con el equilibrio hidroelectrolítico, que puede perderse bajo diversas circunstancias como el calor. La consecuencia inmediata es un ojo rojo debido a la inflamación de la conjuntiva o la córnea.

Una paciente de cuarenta y nueve años llevaba meses con los ojos muy secos. El mancebo de la farmacia, a quien consultó en primer lugar, había atribuido las molestias al efecto del viento, debido a que a ella le gustaba desplazarse en bicicleta por la ciudad.

Más adelante la paciente acudió a su médico de cabecera porque las molestias iban empeorando y se acompañaban ya de sequedad importante en la boca y en sus partes íntimas. Además, había tenido que dejar la bicicleta porque le ocasionaba unos dolores erráticos, especialmente en las articulaciones pequeñas, y porque empezaba a tener fatiga y dificultad respiratoria cuando la usaba.

Como estos síntomas coincidían con la pérdida de la menstruación, su médico no pudo dejar de caer en la tentación de explicar todos sus síntomas por la menopausia prematura. Pero cuando la paciente le solicitó una solución definitiva, este se encogió de hombros y le dijo que poco podría hacerse por el envejecimiento cuando la menopausia lo empeora. Así que le recomendó ver a un experto en sustitución hormonal que tal vez podría mejorar sus molestias.

En la exploración llamaba la atención el aspecto tumefacto de las parótidas. Un sencillo test —Schirmer— en la consulta confirmó la práctica ausencia de líquido en las conjuntivas. En este punto solicité un estudio inmunológico que puso de manifiesto la positividad en los anticuerpos antinucleares (ANA) y de los núcleo-extractables, anti-Ro (SS-A) y anti-La (SS-B), que confirmaron que sus molestias, aunque tal vez estaban empeoradas por la menopausia, se debían en realidad a la enfermedad de Sjögren.

A pesar de que es verdad que el envejecimiento se acompaña de una menor lubricación ocular y sequedad, que debe corregirse con lágrimas artificiales para evitar complicaciones corneales, la asociación de dolores articulares, dificultad respiratoria y fatigabilidad no forman parte del envejecimiento normal, de ahí que fuera necesaria una investigación en mayor profundidad.

Hay formas leves de enfermedad de Sjögren que no ocasionan demasiados problemas, pero en algunos casos —mucho más raros— el síndrome puede transformarse en un cáncer linfático —linfoma—, por lo que requiere una atención y un seguimiento especializados.

La córnea

Con el envejecimiento, la córnea pierde lustro y deja de ser completamente transparente. Este fenómeno en principio no debería ocasionar problemas de visión. Además, es típico que en las personas de edad avanzada se forme un depósito grisáceo en la parte más externa de la córnea. Este anillo pigmentado, llamado gerontoxon, solo afecta al aspecto externo, pero no a la función del polo anterior del ojo.

El paso de los años no siempre es negativo sobre el ojo. Ciertos jóvenes con córneas genéticamente adelgazadas y deformadas —llamadas queratocono— mejoran y se estabilizan en la edad madura a partir de los treinta años.

EL CRISTALINO

Las opacidades que se desarrollan en el cristalino con el envejecimiento, a partir de los sesenta años, se denominan cataratas. La radiación solar, el tabaco, el alcohol y la obesidad son causas que suelen adelantar la aparición de este proceso que forma parte del envejecimiento normal y, por consiguiente, acaban presentando todas las personas que viven lo suficiente.

Las cataratas en pacientes jóvenes tienen un origen secundario a enfermedades sistémicas o medicamentos, en especial los glucocorticoides administrados crónicamente. Por supuesto que los colirios con esteroides, dispensados muchas veces sin receta y usados de forma descontrolada para tratar problemas de picor ocular o conjuntivitis alérgica, pueden ocasionar, y lo hacen con cierta frecuencia, cataratas en estos pacientes.

La miopía es un factor de riesgo bien conocido para el desarrollo de cataratas. Aunque los defectos de refracción no siempre pueden prevenirse, parece ser que la ausencia de luz natural en los más jóvenes aumenta la incidencia de cataratas en los mayores. Frente a la miopía, nada mejor que la exposición a la luz natural durante al menos dos horas. En definitiva, más vida al aire libre en los niños disminuye el riesgo de miopía en los jóvenes y, consecuentemente, menos cataratas en los mayores.

El síntoma fundamental que debe alertar sobre la aparición de cataratas es la pérdida de la agudeza visual a pesar de carecer de defectos de refracción —miopía, hipermetropía y astigmatismo—, o de que los mismos estén apropiadamente corregidos con lentes externas. Así mismo, la sensibilidad a la luz y el resplandor o la necesidad de una luz más brillante para leer son signos característicos, junto con la presencia de visión nocturna borrosa, sobre todo si se acompaña de halos alrededor de las luces.

Está demostrado el retraso en la aparición de las cataratas con una adecuada protección solar. Pero no todas las gafas de sol son iguales ni sirven para todas las actividades. Hay que leer bien las características del tipo de gafas antes de usarlas. Según el grado de coloración y absorción de la luminosidad, hay cinco tipos de gafas de sol. Las de tipo 0 absorben menos del 20 % y tienen exclusivamente una finalidad cosmética. Si se quiere protección, entonces hay que usar del tipo 1 en adelante. Es necesario recordar que los tipos 3 y 4 no son aptos para la conducción nocturna. Por otra parte, las gafas marcadas con la etiqueta UV400 neutralizan prácticamente la totalidad de los rayos ultravioleta B y A —situados por debajo de los cuatrocientos nanómetros en el espectro electromagnético—.

Parece ser que los filtros de la llamada luz azul —cuatrocientos a cuatrocientos sesenta nanómetros— que emiten muchos dispositivos electrónicos —y también el sol— podrían ser útiles para proteger el cristalino y, en especial, la retina.

Es conveniente un estilo de vida saludable, incluyendo alimentación, ejercicio constante y moderado, sin tabaco y alcohol que, además, evitan enfermedades como la obesidad, la diabetes y la hipertensión, que también presentan un impacto negativo añadido.

Si la dieta no puede ser óptima, entonces son necesarios los suplementos de antioxidantes, sobre todo carotenoides —luteína, zeaxantina, licopeno, astaxantina— y vitaminas del grupo E y C.

Tristemente, el único tratamiento definitivo de las cataratas, en la actualidad, pasa por el quirófano. La técnica quirúrgica está muy bien depurada y sistematizada. En manos expertas no debería haber complicaciones mayores. Es importante, no obstante, recordar que los numerosos pacientes varones que toman antagonistas adrenérgicos selectivos alfa para aliviar los síntomas de vaciado vesical por hiperplasia prostática benigna —tamsulosina— o para controlar la presión arterial —doxazosina— deben advertir a su oftalmólogo de su uso y suspenderlo antes de la operación para evitar el llamado síndrome del iris flácido, que puede acarrear complicaciones perioperatorias graves.

LA RETINA

En el polo posterior del ojo están los receptores que transforman las ondas luminosas en impulsos eléctricos y que permiten la visión del mundo exterior. La retina en realidad forma parte del cerebro, que está adaptado al sistema óptico como los carretes a las cámaras de fotos antiguas.

En el centro de la retina está la mácula, donde hay la máxima concentración de receptores, y, por tanto, es el área más nítida y detallada de la visión. La mácula tiene un alto contenido de pigmentos naturales —luteína y zeaxantina—.

La edad es el factor de riesgo más importante para desarrollar una patología en este punto crítico del ojo; es la llamada degeneración macular asociada a la edad (DME). Es un trastorno excepcional antes de los cincuenta años y muy frecuente después de los setenta y cinco. Los vasos sanguíneos que irrigan la mácula pueden ocasionar DME de dos tipos:

— La DME seca sucede cuando los vasos sanguíneos de la mácula adelgazan y se vuelven frágiles, ocasionando pequeños depósitos que originan engrosamientos localizados. La mayor parte de los pacientes con DME debutan con esta forma seca.

— Por su parte, en la DME húmeda, mucho más rara, crecen bajo la mácula nuevos vasos muy frágiles. De estos vasos se escapa sangre y líquido intersticial. Este tipo de DME causa la mayor parte de la pérdida de la visión asociada con la enfermedad.

Otros factores de riesgo, además de la edad, son el género femenino, la dieta rica en grasas, el hábito de fumar cigarrillos y, sobre todo, una importante carga heredofamiliar desfavorable, referida a ciertos genes —factores H y B— fácilmente identificables con un sencillo análisis de sangre.

La DME es una de las principales causas de pérdida de la visión en las personas mayores. Los primeros síntomas son la aparición de vista nublada, desenfocada o con menos brillo en la parte central del campo visual, lo que puede hacer más difíciles actividades como leer, reconocer caras, ver la televisión, conducir vehículos o cocinar.

En la fase temprana el paciente puede que no note nada y tenga que ser el oftalmólogo, en un chequeo preventivo, el que identifique los signos de la enfermedad con una tomografía de coherencia óptica (OCT). Por su parte, la falsa impresión de que las líneas rectas cuadriculadas tienen ondulaciones es un signo premonitorio de DME avanzada que requiere, por consiguiente, una evaluación oftálmica especializada.

La prevención de DME se realiza de manera integral con cambios en el estilo de vida, especialmente el tabaco, y con suplementación con vitaminas y antioxidantes específicos —astaxantina— y el seguimiento estrecho de un especialista en oftalmología.

En las fases avanzadas podrían estar indicadas inyecciones intraoculares periódicas de anticuerpos frente al factor de crecimiento endotelial vascular (anti-VEGF) en combinación, o no, con láser, pero con un coste muy elevado y resultados clínicos pobres.

Un varón de cincuenta y seis años con sobrepeso (IMC: 29 kg/m^2) e hipertensión, acompañados de altos niveles de glucosa, ácido úrico, hierro, colesterol y triglicéridos, y bajos de testosterona y SHBG, estaba iniciando un programa integral de nutrición saludable con ejercicio constante y moderado. Usaba un ventilador ambulatorio tipo C-PAP para el control del síndrome de apnea del sueño. Además, recibía dosis crecientes semanales de inyecciones subcutáneas de semaglutide y gel liposomal de testosterona transdérmica.

Como no conseguía resultados positivos con la disfunción eréctil, decidió automedicarse con dosis altas —cien miligramos— de sildenafilo que había comprado por internet.

Acudió de forma urgente a mi consulta porque tras la toma del preparado presentaba visión borrosa, fotofobia y trastornos de los colores con visión de color azul intenso y daltonismo rojo/verde.

Las alteraciones de la visión de los colores son muy características de todos los fármacos inhibidores de la fosfodiesterasa tipo 5 (PDE5), de utilidad en la disfunción eréctil. Por fortuna, su pronóstico no era grave y su recuperación total se produjo en pocos días.

A menudo se abusa de este tipo de medicamentos sin consultar con el médico los riesgos y los beneficios, especialmente en pacientes polimedicados con varias enfermedades asociadas. En cualquier caso, la primera norma es nunca empezar por la dosis más alta hasta no haber comprobado la tolerancia.

EL OÍDO INTERNO

El envejecimiento de las estructuras del oído interno puede ocasionar alteraciones del equilibrio —presbivértigo—, ruidos de acúfenos —presbitinnitus— o pérdida de audición —presbiacusia—. Los tres síntomas se manifiestan aisladamente o de manera conjunta.

Presbivértigo

El sentido del equilibrio integra en el sistema nervioso central los estímulos que envían información sensorial de la situación y el movimiento del cuerpo, desde receptores específicos, localizados en el oído interno —vestíbulo—, el ojo y las terminaciones nerviosas periféricas, con la finalidad de mantener correctamente la posición y la dirección de los movimientos, evitando así caídas.

Con el envejecimiento, los receptores se muestran menos eficientes, lo que origina una mayor tendencia a la aparición de alteraciones de todo el sistema del equilibrio, situación conocida como presbiastasia. Cuando la disfunción afecta predominantemente al oído, entonces pueden aparecer las típicas crisis de presbivértigo.

El presbivértigo, por tanto, no debe ser considerado una enfermedad, sino la consecuencia del proceso natural de envejecimiento que afecta a los órganos del equilibrio. Clínicamente, el presbivértigo supone para el paciente una sensación continua de inestabilidad, con dificultad para mantener el equilibrio en situaciones sensoriales complejas que pueden desencadenar exacerbaciones de verdadero vértigo rotatorio.

No obstante, muchas enfermedades relacionadas con el envejecimiento causan, así mismo, vértigo y desequilibrio, tales como la hipertensión arterial, la cervicoartrosis, la hiperlipemia y la insuficiencia cerebrovascular —en especial del sistema vertebrobasilar—. Este estrecho vínculo con otras enfermedades asociadas al envejecimiento a veces hace muy difícil el diagnóstico diferencial entre el verdadero presbivértigo y el vértigo senil patológico.

El presbivértigo está típicamente precipitado por el movimiento y suele ir precedido de presbiacusia y presbitinnitus. En general, cuanto mayor sea el deterioro auditivo y más constante el tinnitus, mayor suele ser el presbivértigo. Los pacientes notan pequeños vértigos autolimitados, con sensación de giro de objetos y con tendencia a la caída, como la sensación subjetiva de que el suelo se está desestabilizando. Se suele presentar al cambiar de posición, mayormente al levantarse de la cama o de un asiento. Los pacientes se quejan de inseguridad e inestabilidad con la marcha.

Un paciente de setenta y nueve años gozaba de muy buena salud hasta que empezó a referir tinnitus, disminución de la audición e inestabilidad en la marcha con crisis de vértigo precipitadas por el movimiento.

Como a pesar de su edad no estaba tomando ningún medicamento, rechazó los fármacos vestibulopléjicos —betahistina y sulpiride— que le había prescrito su médico de cabecera, ya que leía en el prospecto numerosos efectos indeseables de tipo antihistamínico —betahistina— y antidopaminérgico —sulpiride—. Así que, por su cuenta y riesgo, se automedicó con dosis bajas de suplementos nutricionales, aparentemente dotados de cierto efecto vestibulopléjico natural, como el *ginkgo biloba,* el *ginseng* rojo coreano, los ácidos omega 3 y el romero, que en su opinión le estaban aminorando los síntomas.

Yo le recomendé trabajar en un programa de ejercicios de fisioterapia vestibular, que aceptó sin reservas. La rehabilitación se realizó con una serie de movimientos de ojos, cabeza y del tronco, protocolizados en varias fases con dificultad progresiva. El programa pretendía actuar sobre el reflejo vestibuloocular, la reeducación del equilibrio —estático y dinámico—, las técnicas de habituación y las actividades de la vida diaria.

El reflejo vestibuloocular se trabajó en primer lugar con ejercicios de movimientos oculares, tratando de seguir un objeto que se desplaza en el campo visual; después, con movimientos de cabeza en dirección opuesta a un objeto; también con mantenimiento de la fijación visual en un punto, a la vez que se realizaban giros de la cabeza en ambas direcciones; además, con el traslado de una pelota de una mano a otra manteniendo la mirada; y finalmente, caminando por un pasillo moviendo la cabeza de un lado a otro, fijando la mirada en figuras situadas en la pared a la altura de los ojos.

Se realizaron igualmente ejercicios de estabilidad en los que se suprimían las señales visuales y sensoriales, colocando al paciente sobre una superficie acolchada. También se le invitaba a ponerse de pie con los ojos cerrados, reduciendo de manera paulatina la base de sustentación hasta juntar los pies, subía y bajaba escaleras y caminaba sobre una colchoneta, primero con los ojos abiertos y luego con los ojos cerrados; por último, intentaba recoger los objetos que obstaculizaban su paso por un trayecto.

Los ejercicios de equilibrio se realizaron con la llamada triple estrategia: 1) de tobillo, con balanceo talón/

punta del pie con fijación visual sobre el espejo, realizando los ejercicios con los pies descalzos y posteriormente sobre una colchoneta; 2) de cadera, manteniendo la fijación visual sobre el objeto, realizando ejercicios de flexión/extensión de tronco, con los ojos abiertos/cerrados con los pies descalzos y posteriormente sobre una colchoneta; y 3) de rutina, con mejoría de la sensación vertiginosa mediante la habituación del paciente a aquellas posiciones en las cuales desarrollaba el vértigo.

Los ejercicios de actividad de la vida diaria se realizaron con paseos por el campo, deambulando por un centro comercial y caminando por la casa, siempre haciendo ejercicios de movimientos óculo-cefálicos y de estabilidad dinámica, con y sin apoyo.

Los resultados clínicos de este programa de fisioterapia vestibular fueron espectaculares. Por este motivo se está modificando el enfoque terapéutico del presbivértigo, en cuanto que la fisioterapia tiene un bajo coste económico y ofrece excelentes resultados clínicos en menos de diez semanas para mejorar la inestabilidad postural y la disminución de la sensación de mareo.

Presbiacusia

El envejecimiento ocasiona una pérdida progresiva de la audición. Se trata de un proceso de involución natural con disminución progresiva de la capacidad funcional, conocida como presbiacusia, que puede afectar a los cuatro elementos constitutivos del sentido del oído. En función de la estructura predominantemente lesionada, se habla de presbiacusia neural, sensorial, estrial o mecánica.

— En la presbiacusia neural, la más típica, el rasgo clínico relevante es la disminución en la discriminación del habla, debido a que algunos sonidos parecen demasiado fuertes y resulta muy difícil oír bien en áreas ruidosas, en especial los sonidos de tono alto, que a veces no se pueden distinguir entre sí. Típicamente, las voces (más agudas) de las mujeres, en presencia de presbiacusia neural, son más complicadas de oír que las de los hombres. Además, muchas veces el paciente cuando escucha tiene la falsa sensación de que su interlocutor estuviera enfadado. La pérdida de neuronas cocleares en la presbiacusia ocurre selectivamente en las áreas del oído donde se encuentran las frecuencias agudas.

— En la presbiacusia sensorial se atrofian el órgano de Corti y el nervio auditivo. La característica definitoria en estos casos es la algiacusia (sentir molestias con los sonidos de intensidad aumentada).

— En la presbiacusia estrial ocurre una atrofia de la vascularización del oído interno, que ocasiona alteración en la composición iónica de los líquidos del oído interno, generando la impresión de que algunos sonidos se oyen más fuertes de lo que son en realidad. Aquí la audiometría suele mostrar un deterioro del umbral auditivo muy similar en todas las frecuencias y la discriminación del habla tiende a ser excelente en relación con la pérdida auditiva.

— En la presbiacusia mecánica el daño estructural se observa por la pérdida de las cualidades elásticas de la membrana basilar y el ligamento espiral en el oído interno, cursando, por tanto, con escasa degeneración sensorial o neural.

La presbiacusia, generalmente, comienza a manifestarse a partir de los sesenta años, y a los setenta y cinco, al menos la mitad de las personas tiene algún grado de deterioro auditivo. De ahí la importancia de prestar atención al reconocimiento de los síntomas clínicos relacionados con la presbiacusia propiamente dicha, para evitar realizar diagnósticos y tratamiento equivocados. En este sentido, la asociación de incapacidad para discriminar las frecuencias altas en una conversación en ambientes ruidosos, en especial si se acompaña en algún momento de acúfenos, hace que la sospecha diagnóstica sea alta.

Además del envejecimiento hay factores genéticos, ambientales —exposición repetitiva a ruidos fuertes—, tabaquismo y algunos medicamentos —aspirina, antimaláricos, antibióticos, diuréticos, betabloqueantes y antineoplásicos— que pueden precipitar o acelerar el daño auditivo.

Es obvio que la pérdida de audición provoca diferentes complicaciones físicas y psicológicas. No escuchar a tiempo un sonido importante —alarma de incendios, vehículos en la calzada— podría causar hasta la muerte, pero sin duda el aislamiento social es la complicación más frecuente de la presbiacusia, que, además, tiende a progresar como un círculo vicioso.

Dado que las células pilosas del oído de momento no pueden ser regeneradas, la prevención de la presbiacusia radica en el diagnóstico precoz con una sencilla exploración clínica e instrumental. Sin embargo, como medida general, escuchar música a un volumen razonable es la principal herramienta preventiva en la actualidad.

Cuando se sospecha presbiacusia se procede a realizar tres sencillas pruebas diagnósticas. Primero una otoscopia —una inspección visual del oído externo y medio—, que debe ser normal. En segundo lugar se realiza una audiometría tonal liminar, que pone de manifiesto pérdidas en las frecuencias altas —de quinientos a cuatro mil hercios—. Por último, se realiza una audiometría verbal, que es lo mismo que la tonal liminar, pero utilizando palabras de dos sílabas que el paciente tiene que repetir perfectamente.

No existe un tratamiento farmacológico probado que permita regenerar las estructuras envejecidas del oído o de las zonas cerebrales afectadas en el proceso. Algunos fármacos vasodilatadores y antiagregantes pueden utilizarse con la finalidad de mejorar el riego sanguíneo de ciertas zonas del oído o de la corteza cerebral, y en algunos casos pueden mejorar síntomas como los zumbidos o acúfenos.

En definitiva, las prótesis auditivas son el único elemento que puede evitar el aislamiento social del paciente con presbiacusia. Para ello también es necesario que el interesado reconozca el problema y se adapte a este dispositivo. El tipo de audífono se elegirá en función de las características de la audiometría, la edad y el presupuesto económico, ya que los hay de muchos precios en función de las prestaciones.

11
ENVEJECIMIENTO DEL APARATO GENITOURINARIO

LA MICCIÓN

Las alteraciones de la micción son una causa frecuente de consulta cuya frecuencia aumenta conforme van pasando los años. El envejecimiento del músculo —detrusor— de la vejiga puede reducir la capacidad de almacenar orina. Además, es típico que con el envejecimiento las contracciones involuntarias de la vejiga se vuelvan más frecuentes y menos sincrónicas.

Después de la menopausia, la concentración de estrógenos disminuye, empeorando la función de la musculatura de la vejiga y la uretra, situación que determina o empeora la incontinencia.

En los varones, la próstata aumenta conforme lo hace la edad, lo que supone un triple problema. Por una parte, puesto que la próstata se encuentra en íntimo contacto con la vejiga, hay una notable disminución de la capacidad de almacenar orina por parte de la vejiga. La hiperplasia prostática también supone un importante problema obstructivo al tracto de salida uretral. Las dos situaciones ocasionan hipercontractilidad del músculo —detrusor— de la vejiga, generando divertículos e hiperreactividad en la vejiga. Sin embargo, el paso de los años no es la única causa relacionada con los problemas de la micción, ni el envejecimiento produce invariablemente alteraciones de esta.

Se habla de incontinencia urinaria siempre que haya emisión de orina de forma involuntaria o accidental. La incontinencia debe intentar resolverse porque tiene un gran impacto en la higiene personal y la calidad de vida.

Las alteraciones de la micción pueden aparecer por esfuerzo, por urgencia, por rebosamiento, por goteo posmiccional o por incontinencia funcional. Es muy frecuente que aparezcan patrones mixtos.

— La incontinencia urinaria de esfuerzo aparece tras un aumento de la presión intraabdominal a una contracción de la musculatura del abdomen. La orina se pierde al reír, toser o estornudar. Es la variedad más prevalente entre las mujeres, pero es poco frecuente entre los varones.

— La incontinencia urinaria de urgencia se relaciona con la necesidad imperiosa de orinar. Este problema puede producirse por diferentes causas, como una hiperplasia prostática, infecciones del tracto urinario, cálculos, o una diuresis aumentada por diabetes o por beber de forma abundante.

— La incontinencia urinaria por rebosamiento se produce cuando la vejiga no puede vaciarse completamente. Después de cada micción queda una pequeña cantidad de orina en la vejiga que paulatinamente va saturando la capacidad de la vejiga. La causa más frecuente es una obstrucción uretral debido al aumento del tamaño prostático.

— A veces, el paciente presenta goteo posmiccional poco después haber salido del cuarto de baño. Sucede porque queda orina en la uretra. Es un problema más habitual en los hombres y, en ocasiones, puede evitarse presionando el perineo hacia delante para evacuar la orina restante. También puede afectar a las mujeres con problemas en la musculatura pélvica.

— La incontinencia urinaria funcional es frecuente en los pacientes de edad avanzada, ya que aparece cuando no tienen tiempo para llegar al aseo o para disponer la ropa adecuadamente para la micción. Se suele deber a una incapacidad funcional propia del envejecimiento, pero también puede estar ocasionada por causas ajenas al paciente debido a barreras físicas del entorno.

Hay factores de riesgo de incontinencia que pueden prevenirse, como el tabaquismo, la obesidad —que aumenta de manera notable la presión intraabdominal por el exceso de grasa— y la diabetes; y otros como la prostatitis, las lesiones de la vejiga y la uretra por cirugía o radioterapia, que son más incontrolables.

A veces la incontinencia se debe a un volumen aumentado del caudal de orina hasta el punto de ocasionar incontinencia. Esto ocurre con ciertas bebidas —alcohol, café, té, chocolate, té y las carbonatadas—, alimentos —ricos en picantes, especias, azúcar o edulcorantes y, especialmente, los cítricos— y fármacos —diuréticos, antihipertensivos, sedantes y relajantes musculares—.

En las mujeres es más frecuente la incontinencia de esfuerzo debido a la gestación, la menopausia y la propia anatomía femenina. Por su parte, los varones con prostatismo tienen mayor riesgo de presentar urgencia urinaria e incontinencia de rebosamiento.

Una causa de incontinencia fácilmente tratable es la infección del tracto urinario, ya que irrita la vejiga y produce sensación de necesidad de miccionar, en ocasiones, produciendo una incontinencia clínicamente manifiesta.

La ubicación del recto está justo posterior a la vejiga, así que las dos estructuras comparten gran parte de la inervación. El estreñimiento grave mantiene hiperactivas las terminaciones en el recto, lo que también puede producir incontinencia urinaria persistente.

Los cambios hormonales y la presión del feto sobre la vejiga es una causa obvia de incontinencia de esfuerzo. Menos evidente resultan los efectos a largo plazo del parto vaginal, sobre todo cuando la presentación no fue de cabeza o requirió ayuda instrumental.

El parto por vía vaginal puede debilitar los músculos necesarios para controlar la vejiga y dañar sus nervios y el tejido de sostén, lo que lleva a que el suelo pélvico descienda. Este prolapso empuja hacia abajo la vejiga, el útero o el recto de su posición habitual, ocasionando incontinencia.

Un tumor obstructivo en cualquier parte del tracto urinario cursa con incontinencia por rebosamiento. Los cálculos urinarios situados en la vejiga pueden bloquear el tracto de salida y causar también incontinencia.

En algunos casos se puede realizar tratamiento médico satisfactorio de la incontinencia, para lo cual es fundamental determinar primero el tipo de incontinencia y después las causas que la determinan.

Con un sencilla prueba de uroflujometría combinada con ecografía se determinan varios parámetros del caudal de orina, como la latencia, el flujo —máximo y medio—, la duración de la micción y el residuo miccional. Fuera del patrón normal se establecen dos perfiles: el obstructivo —bloqueo al tracto de salida— y el restrictivo —debilidad en la contracción u ocupación del espacio—.

Si la prevención no es posible o no ha sido eficaz, antes de proceder con tratamientos médicos y técnicas quirúrgicas con importantes efectos indeseables se puede recurrir a la técnicas psicológicas conductuales o la fisioterapia del suelo pélvico.

Un paciente de cincuenta y seis años, diabético, bien controlado con metformina y dieta, acudió a la consulta para una valoración porque desde hacía meses venía sufriendo de urgencia urinaria muy molesta que estaba afectando a su calidad de vida, en especial el sueño y la vida sexual. Sus amigos le habían dicho que todo se debía a la edad, porque estaba empezando a mostrar en su cuerpo signos de envejecimiento acelerado.

Había sido valorado por el urólogo, que no acertó a encontrar una justificación para sus molestias. El tamaño de su próstata por ecografía no estaba aumentado, y aunque el marcador de cáncer de próstata (PSA) estaba discretamente elevado, una resonancia magnética no había revelado ningún nódulo sospechoso de malignidad.

El sedimento de orina no mostraba grandes anormalidades y el cultivo de orina en repetidas ocasiones había sido negativo. La uroflujometría era compatible con la normalidad. Había empezado tratamiento con mirabegrón sin resultados positivos, y tuvo que suspenderlo por una crisis hipertensiva. Estaba pendiente de repetir la resonancia magnética para valorar la posibilidad de un biopsia prostática ciega.

Sorprendía que la urgencia urinaria no tuviera una traducción en las pruebas diagnósticas, así que intenté buscar localizaciones atípicas de patología frecuente más que localizaciones típicas de patología rara. Empecé la exploración con un tacto rectal que puso de manifiesto una gran sensibilidad a la palpación de la glándula prostática, que estaba blanda, no especialmente aumentada de tamaño y sin nódulos palpables. Acto seguido, solicité una tomografía computarizada de abdomen para buscar un cálculo en las vías urinarias que pudiera estar dando los síntomas de forma episódica. Pero no se identificó patología litiásica a ningún nivel. Sin embargo, en el cultivo de líquido seminal sí encontramos la causa de sus problemas. Crecieron incontables colonias de *Enterobacter cloacae* sensible a ciprofloxacino. La prostatitis es una causa de infección del tracto urinario difícil de diagnosticar si no se realiza un tacto rectal de la próstata y un cultivo de semen. Con las nuevas técnicas de imagen, los médicos —incluso especialistas— están abandonando los procedimientos clásicos de exploración para sustituirlos por tecnología ciertamente más sofisticada, pero no siempre útil para diagnosticar todas las posibilidades.

Después de un curso prolongado con ciprofloxacino, la incontinencia del paciente desapareció y el PSA se normalizó. Evidentemente no se trataba de un envejecimiento prematuro, sino de una simple infección.

La vejiga se puede entrenar para retrasar la micción después de que se siente la necesidad de evacuar la orina. El objetivo es retener la orina unos minutos hasta que desaparezca la urgencia. Lo ideal es que los periodos entre micciones sean de unas tres horas como mínimo.

Orinar una segunda vez, unos minutos inmediatamente después de la primera, puede ayudar a aprender a vaciar la vejiga al máximo para evitar la incontinencia por rebosamiento.

También resulta útil programar las horas de vaciado de la vejiga antes que esperar a tener ganas de ir al aseo.

La musculatura pubocoxígea del suelo pélvico se puede fortalecer en los varones por medio de diversos tipos de ejercicios realizados con el auxilio de toda suerte de dispositivos de aplicación rectoperineal.

Estos ejercicios, llamados de Kegel, son eficaces para la incontinencia de esfuerzo, y menos para la urgencia urinaria. Pretenden fortalecer la musculatura del suelo pélvico. Se trata de intentar detener de manera voluntaria el flujo de orina, contrayendo conscientemente los músculos que se usan para detener la micción. Es necesario alternar la contracción durante un número creciente de segundos para relajar la musculatura después por un periodo de tiempo similar. Los mayores beneficios se obtienen con diez series —de diez segundos contrayendo y diez segundos relajando— unas cinco veces al día.

Para una mejor identificación y contracción de los músculos oportunos, puede ser necesario trabajar los ejercicios de Kegel con un experto en suelo pélvico que recomiende diversos instrumentos, que se introducen en los orificios, aparatología externa —sillas de suelo pélvico— y técnicas de biorretroalimentación.

Los medicamentos que suelen utilizarse para tratar la incontinencia comprenden anticolinérgicos —útiles en la vejiga hiperactiva—, como oxibutinina, tolterodina, darifenacina, fesoterodina y solifenacina. Los efectos indeseables incluyen sequedad de mucosas y riesgo de glaucoma. El mirabegrón, un agonista beta-3 adrenérgico, además del efecto relajante de la musculatura de la vejiga, puede ayudar al vaciamiento de la misma.

Los alfabloqueantes —como la tamsulosina, la alfuzosina, silodosina o doxazosina— relajan la musculatura del tracto de salida, mejorando de manera notable los síntomas de urgencia por rebosamiento en los pacientes con hiperplasia prostática benigna. La hipotensión arterial, en especial con las primeras dosis, es un efecto indeseable frecuente que hay que tener en cuenta.

Las dosis bajas de estrógenos tópicos, en cremas o anillos vaginales, pueden ser de utilidad en mujeres durante la menopausia.

Los tratamientos físicos son útiles para la incontinencia de esfuerzo, usando estimulación eléctrica —electrodos en vagina y recto— o mediante oclusores uretrales desechables parecidos a tampones que se introducen transitoriamente antes de realizar los esfuerzos —especialmente deportivos— que se sabe que van a ocasionar pérdidas. También se pueden utilizar dispositivos más grandes, llamados pesarios, realizados con silicona, que se dejan en la vagina, tensionando la uretra durante todo el día.

Finalmente, si fracasan las técnicas anteriores, se podría recurrir a terapias intervencionistas, inyectando material de relleno, para casos de incontinencia de esfuerzo, o toxina botulínica en pacientes con incontinencia de urgencia. La cirugía se reserva para los casos refractarios.

LA FUNCIÓN SEXUAL

Una de las actividades que refleja mejor el estado de salud de una persona adulta es su vida sexual. Con el envejecimiento aparecen disruptores que pueden empobrecer la sexualidad. Pocas personas que presenten algún tipo de molestias físicas o psíquicas, aunque sean leves, desean mantener relaciones íntimas. Al contrario, si alguien disfruta de una vida sexual plena es porque su salud general y el proceso de envejecimiento natural no deben ser malos. Es decir, promover una vida sexual satisfactoria a cualquier edad redunda en un envejecimiento saludable.

Incluso en las edades avanzadas de la vida, la sexualidad puede y debe ser plena. Sin embargo, mientras que los jóvenes se jactan de sus capacidades acrobáticas, los mayores disfrutan sobre todo con la imaginación.

La salud sexual consta de dos vertientes: una actitud, llamada libido o deseo, y una aptitud, que es la capacidad física necesaria para el acto sexual. Los dos elementos están relacionados con el equilibrio hormonal, que se va perdiendo con el paso de los años, sobre todo durante la caída brusca que ocurre en la menopausia. En los varones la caída hormonal suele ser más lenta, más tardía y menos evidente que en las mujeres.

De todas las hormonas, la testosterona es la más importante, pero también influyen otras como el cortisol, las hormonas de la adenohipófisis, como la prolactina, y especialmente las dos de la neurohipófisis, oxitocina y vasopresina, que se liberan con el contacto físico.

EL ENVEJECIMIENTO SEXUAL FEMENINO

El problema físico principal que compromete en la mujer la vida sexual viene dado por la sequedad de las mucosas, debido a la falta de estrógenos y progestágenos, que convierte la penetración en un acto incómodo y a veces francamente doloroso.

La sequedad vaginal aparece cuando se produce un desequilibrio interno entre flora y mucosa. La disminución del flujo vaginal, si no se corrige, puede llegar a producir atrofia. Las paredes de la vagina son ricas en material mucoso que ejerce como lubricante natural. Además, la flora vaginal también participa en la protección del medio mucoso y la capacidad de lubricación.

Ciertos hábitos como el uso compulsivo de jabones, perfumes o lociones pueden empeorar la intensidad de los síntomas. La disbiosis vaginal por bacterias, virus u hongos y la ropa poco transpirable pueden hacer que la sequedad empeore.

La utilización de lubricantes cuando sea necesario alivia los síntomas de sequedad vaginal. Es el primer paso para el tratamiento. Los hay de silicona o acuosos, que contienen glicerina, alantoína o arginina. Los lubricantes caseros con vaselina o aceite de oliva no se recomiendan al no ser compatibles con los preservativos, a los que podrían dañar y llegar a perforar. Se puede obtener el efecto calor añadiendo alcanfor y capsaicina, que estimulan los receptores de temperatura TRPV1.

El segundo escalón es la utilización de probióticos vaginales, preferiblemente tras un estudio específico de microbiota vaginal que intente identificar la cantidad y especies de bacterias, como *Lactobacillus,* de parásitos oportunistas, como *Giardia,* y de virus, especialmente del grupo herpes.

En las mujeres que no son buenas candidatas para la sustitución hormonal sistémica se pueden recomendar óvulos o geles vaginales de estrógenos de baja potencia, baja afinidad y escasa acción sistémica, por ejemplo, el estriol o el promestrieno.

El cuarto escalón en el tratamiento de las alteraciones anatómicas vulvovaginales lo constituye la aparatología con láser de CO_2 de treinta a cincuenta vatios, que se utiliza para regenerar la mucosa vaginal a través de un efecto térmico controlado. No solo mejora la sequedad, sino que es efectivo en el síndrome de relajación vaginal y la incontinencia urinaria de esfuerzo de grado moderado que muchas veces acompaña a la sequedad vaginal.

La tecnología ThermiVA es otra alternativa que usa energía de radiofrecuencia suave para producir colágeno capaz de aumentar la firmeza de los labios mayores y la elasticidad de la vagina. Los resultados no solo son cosméticos, sino funcionales, puesto que también puede hacer disminuir las pérdidas urinarias.

Aunque no están disponibles en España todavía, la Agencia America del Medicamento (FDA) ha aprobado dos medicamentos para el síndrome de deseo sexual inhibido en la mujer. La flibanserina (Addyi) es un antidepresivo oral con efectos positivos sobre la libido, pero que puede ocasionar mareos por hipotensión arterial. El bremelanótido —Vyleesi—, por su parte, se trata de un producto inyectable —en el abdomen o el muslo antes de la actividad sexual— que también aumenta el deseo sexual por sus efectos sobre el receptor de melanocortina. Se han descrito efectos secundarios como el dolor de cabeza y los vómitos.

La terapia hormonal sustitutoria (THS) con estradiol —y progesterona, si el útero está indemne— es una buena manera de mejorar la sexualidad femenina en la perimenopausia. A pesar de su innegable eficacia, existe controversia sobre sus efectos colaterales.

En el estudio Women's Health Initiative (WHI), realizado a finales del siglo pasado, se incluyó a miles de pacientes, muchas de ellas enfermeras, entre cincuenta y ochenta años, no histerectomizadas, a quienes se administraron por vía oral estrógenos equinos conjugados y medroxiprogesterona. Tras cinco años de seguimiento, un comité independiente decidió suspenderlo porque, aunque había un claro efecto protector sobre las fracturas osteoporóticas, se detectaron efectos adversos no esperados referidos a accidentes vasculares y cáncer de mama, en especial en el grupo de mujeres mayores de setenta años. Sin embargo, investigaciones posteriores han demostrado beneficios también en el área cardiovascular y en la demencia, pero el pánico que cundió con el estudio WHI hace difícil que se sostenga la recomendación de la THS para la prevención de la enfermedad coronaria o la demencia.

En la actualidad se siguen las recomendaciones de la THS separadas por décadas, ya que se ha comprobado que en las mujeres con perimenopausia sintomática por debajo de los sesenta años o durante los diez que siguen a la menopausia, los beneficios tal vez superen a los riesgos, especialmente si se usa la vía transdérmica —parches o geles— antes que la vía oral. Sin embargo, por encima de los setenta años la THS estaría generalmente contraindicada.

Los tratamientos hormonales tópicos —estriol o promestrieno— podrían ser suficientes para mejorar las condiciones locales genitourinarias —dolor, sequedad, urgencia e infecciones urinarias—, pero no para aumentar la libido.

Los beneficios de la suplementación sobre el deseo sexual femenino con productos naturales como maca peruana, *ashwagandha*, cacao, *ginseng*, jengibre, canela —y muchos otros— no es concluyente.

Si se prefiere no usar o hay contraindicaciones para la THS, el tratamiento de los síntomas genitourinarios se puede iniciar con un inhibidor selectivo de la recaptación de serotonina —escitalopram en dosis bajas—. Otras opciones son la paroxetina, la venlafaxina o la gabapentina.

EL ENVEJECIMIENTO SEXUAL MASCULINO

La erección pierde potencia debido a factores generales propiciados por la disminución de la producción de testosterona por insuficiencia testicular; factores vasculares relacionados con ateromatosis de las arterias peneanas, y problemas locales por deformidades muchas veces relacionados con microtraumatismos desapercibidos que ocasionan fibrosis en los cuerpos cavernosos, de forma análoga a lo que ocurre en la enfermedad de La Peyronie.

El deseo sexual en el varón está bajo estricto control de la testosterona, una hormona que va disminuyendo con el envejecimiento. Existen, además, complejos circuitos cerebrales innatos y aprendidos sobre el comportamiento sexual. El estrés y muchas enfermedades mentales, obsesivas o ansioso-depresivas pueden ocasionar deseo sexual inhibido, pero, en esencia, los circuitos del deseo no solo no se pierden, sino que se enriquecen con el paso del tiempo.

La cauta suplementación con testosterona en los individuos con insuficiente producción testicular suele cursar con mejoría del deseo sexual. Deben controlarse los valores de testosterona total y libre, que es la realmente efectiva. La concentración de la globulina transportadora (SHBG) indica si la testosterona está siendo utilizada en los tejidos periféricos, en función de la cual también hay que ajustar la posología.

La vía de administración puede ser intramuscular —enantato, undecanoato— o transdérmica. La testosterona parenteral puede ocasionar grandes oscilaciones que se acompañan de manifestaciones clínicas inaceptables como nerviosismo, irritabilidad y agresividad. La vía transdérmica produce menos consecuencias indeseables al evitar el efecto de primer paso hepático. Las trombosis venosas se presentan en menor proporción en los pacientes que usan geles.

Hay multitud de productos naturales con supuestos efectos beneficiosos sobre la capacidad eréctil, no todos sólidamente contrastados.

La L-arginina como donante del óxido nítrico es uno de los productos en teoría más beneficiosos. Se puede administrar por vía oral y tópica, aunque tiene el inconveniente de una vida media extremadamente corta.

Otros suplementos nutricionales con posible efecto beneficioso sobre la función eréctil son la jalea real, el ácido lipoico, el NADH, la coenzima Q10, el guaraná, el *ginseng* coreano rojo, el jiaogulan, la maca peruana y la damiana. Sin embargo, desde que se comercializó el sildenafilo —viagra— y con posterioridad los demás inhibidores de la fosfodiesterasa tipo 5 (PDE5), vardenafil y tadalafilo, los suplementos naturales se reservan para aquellos pacientes que priman la seguridad sobre la efectividad.

Normalmente la duración del sildenafilo es breve y debe administrarse en las horas previas al acto, lo que resta espontaneidad y hace perder muchas dosis cuando se tienen que cambiar los planes de forma imprevista. El tadalafilo, no obstante, tiene un efecto más prolongado y podría prevenir la aparición de prostatitis usado de forma continuada en dosis bajas —cinco miligramos—.

Los efectos indeseables menores incluyen cefalea, congestión nasal y rubefacción facial. No deben usarlo los varones en tratamiento con nitratos y con cardiopatía, hepatopatía o retinopatía graves.

Las inyecciones de prostaglandinas son otra posibilidad para los que toleran mal los PDE5. El alprostadilo en inyección intracavernosa presenta el mayor índice de rechazo debido a los que tienen fobia a las agujas o les resulta difícil la autoadministración. La crema intrauretral, por su parte, tampoco se ha generalizado porque resulta poco espontánea y no está exenta del riesgo de infecciones uretrales, a pesar de que se obtienen buenos resultados clínicos.

Otra alternativa que parece corregir, al menos parcialmente, el problema y no solo ocultar los síntomas, la constituye la terapia con ondas de choque (SWT), que pueden ser radiales o lineales. La SWT es un procedimiento físico que se usa en fisioterapia —para tratamiento de contracturas y calcificaciones— y en urología —para realizar la fragmentación de ciertos cálculos urinarios (litotricia)—. Hay estudios que demuestran la eficacia de la SWT en la regeneración de la vasculatura peneana siguiendo muy variados tipos de protocolos.

Otras herramientas mecánicas de utilidad son las bombas de vacío, con las que se consiguen resultados estrictamente mecánicos bastante aceptables, y, por último, las prótesis, que se implantan por medio de procedimientos quirúrgicos complejos.

TERAPÉUTICA
DEL ENVEJECIMIENTO

El plan de medicamentos y suplementos para encontrarse joven a cualquier edad debería ir totalmente personalizado y supervisado por un médico.

La parte más importante radica en el cuidado de los siete pilares del envejecimiento: alimentación, ejercicio físico, gestión de las emociones, sueño, equilibrio hormonal, microbiota y detoxificación.

Aun suponiendo que la alimentación pudiera ser excelente, debemos recordar que el contenido de micronutrientes de los alimentos hoy en día, en la mayoría de los casos, deja mucho que desear. Por este motivo es recomendable suplementar la dieta con productos que han demostrado o sugerido que podrían mejor la calidad de vida y prolongar la longevidad.

La elección de todos y cada uno los preparados y su dosificación a corto y largo plazo debe ser personalizada, especialmente por las diferentes propiedades de cada producto, en función del laboratorio que lo produce, así como por los posibles contaminantes y las interacciones que limitan su absorción y promueven sus efectos indeseables.

He aquí una selección de los productos más interesantes en la medicina antienvejecimiento cuya indicación, posología y duración deben adecuarse a cada individuo en particular para mantenerse joven a cualquier edad.

- Metformina
- Acetilcisteina
- Carnitina
- Omega 3
- Vitamina D
- Coenzima Q10
- Ubiquinol
- Ácido lipoico
- Astrágalo
- Curcumina
- Resveratrol
- Dhea
- Pregnenolona
- Melatonina
- Astaxantina
- Romero
- *Ginseng*

- *Ginkgo biloba*
- Metionina
- Indol-3-carbinol
- S-adenosil metionina
- *Chlorella*
- Espirulina
- Multivitaminas
- Multimineral
- Hidroximetilbutirato
- Jalea real
- Calostro
- NMN
- NADH
- DIM
- Glucomanano
- Prebióticos, probióticos y posbióticos

El futuro inmediato del tratamiento del envejecimiento incluye un grupo numeroso de «péptidos» relacionados con la hormona de crecimiento (GH/IGF1), cuya eficacia y toxicidad deben justipreciarse todavía.

Otra realidad en pleno desarrollo es el suero autólogo rico en citoquinas (SARC), que constituye un escalón más en la medicina regenerativa basada en células madre.

La versión nutricional más audaz aparece en los llamados factores de transferencia, derivados del calostro o la yema del huevo de gallina, que intentan potenciar la inmunidad como base del rejuvenecimiento.

La depuración con sofisticados dispositivos de aféresis capaces de eliminar por filtración continua del plasma sanguíneo moléculas tóxicas favorecedoras del envejecimiento que van desde el colesterol, pasando por ciertos metales pesados, hasta los autoanticuerpos es ya una realidad en marcha.

Y para terminar, hagamos una mención especial a la proteína GDF11, en parte responsable del sorprendente rejuvenecimiento que ocurre en los experimentos con parabiosis, en los que se conecta, en circuito cerrado comunicado, el sistema vascular de dos ratones, uno joven y otro anciano, con el sorprendente resultado de que el ratón anciano rejuvenece y el joven envejece. En el futuro, cuando se compruebe la ausencia de toxicidad de la proteína GDF11, entonces tal vez pueda ser administrada con seguridad en algunos casos particulares. Ya hay voluntarios, reclutados por internet, que están pagando verdaderas fortunas por participar bajo su propia cuenta y riesgo en ensayos clínicos con la proteína GDF11.

DR. VICENTE MERA

A mediados de la década de los 80, finalizó la carrera en la Facultad de Medicina de Sevilla. A la sazón obtuvo, entre cerca de veinte mil candidatos, la máxima puntuación en el examen MIR, lo que le permitió continuar su formación de posgrado en la prestigiosa Clínica Puerta de Hierro de Madrid. Con posterioridad, recaló en Alicante, donde viene ejerciendo desde hace décadas como especialista en medicina interna en diversos hospitales privados de la provincia.

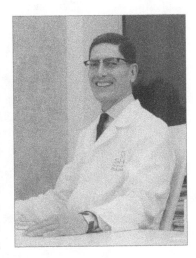

En la profundización de un nuevo paradigma de la salud, entendida no solo como la ausencia de enfermedad, sino como un estado integral de bienestar, el doctor Mera se ha involucrado de lleno durante los últimos quince años en el proyecto innovador y cosmopolita que supone SHA Wellness Clinic, donde viene participando activamente en la promoción de un tipo de medicina predictiva y preventiva, sistematizada pero integrativa, y especialmente de carácter proactivo y personalizado.

Durante esta última etapa, promovió su admisión en la Academia Americana de Medicina Regenerativa y Antiaging (A4M), superando en Londres y Melbourne los trámites que le acreditan como miembro certificado (ABAARM).

Recibió el European Awards in Medicine 2021, el premio que le acredita como mejor médico europeo en el campo de la Medicina Antiaging.

De sus viajes por los cinco continentes, donde ha participado en múltiples programas de formación, su estancia en Okinawa —la isla japonesa donde viven las personas más longevas del planeta— es la que más impacto ha ejercido en sus conocimientos clínicos sobre el envejecimiento humano.